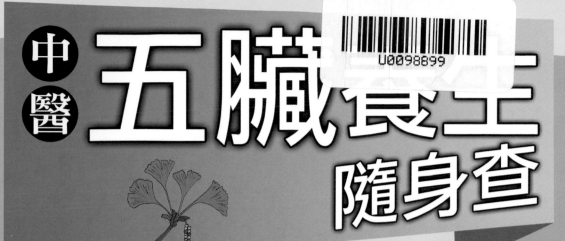

中醫 五臟養生 隨身查

 心
 肝
 肺
 脾
 腎

胡維勤◎著

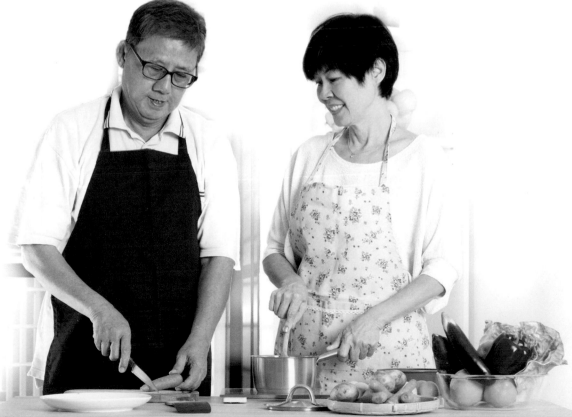

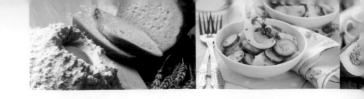

目錄

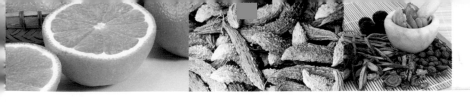
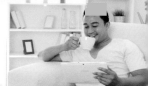

第三篇 肝臟自我調養隨身查 ….. 47

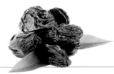

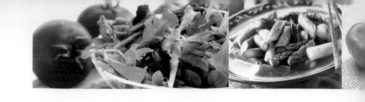

目錄

第四篇 脾胃自我調養隨身查 ⋯⋯ 71

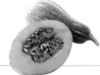

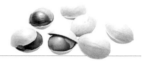

第五篇

肺部自我調養隨身查 ····· 95

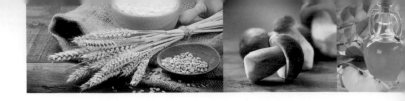

目錄

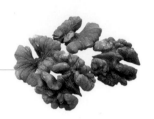
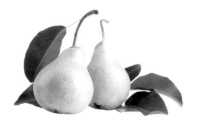

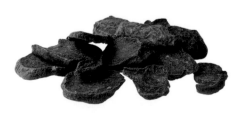

前言

現代人因為工作、生活、環境等多種因素，面臨著多方面的身心壓力，再加上自身意識不夠充分，導致身心受累，疲憊不堪。面對這種狀況，我們迫切需要借助知識來改變現狀。

我們都知道，在中華五千年的光輝歷史中，前人通過經驗的不斷積累和總結，逐漸流傳下來豐富的養生知識，而在這其中，關於四季養生、體質養生、五臟養生等方面的內容更是碩果豐富，形成了更為系統的理論體系，也為後人提供了參考。

有了這些知識作參考，我們就可以從中吸取經驗教訓，以此來提高生活品質。秉承這種信念，於是就有了這系列書籍的誕生。

本系列叢書共有三本，分別為《中醫體質養生隨身查》、《中醫五臟養生隨身查》、《中醫四季養生隨身查》。這系列書籍主要通過生活中常見的食材、藥材、病症等內容來引出四季養生、體質養生、五臟養生的內容。

從四季養生出發。春、夏、秋、冬對應溫、熱、涼、寒，而人的身體各個器官也順應了季節、氣候的變化，在哪個季節會出現哪個症狀，該用哪種方法調理，該選擇怎樣的食補方法，都可以從這裡找到答案。

從體質養生出發。人的體質共分9種，分別為平和質、氣虛質、陽虛質、陰虛質、特稟質、氣鬱質、血瘀質、痰濕質、濕熱質。我們可以嘗試著在這些看似複雜的體質中理出端倪，學會去認清自己的體質，從而更好調理自身，完善自我。

從五臟養生出發。身體器官與我們的精神、健康都是離不開的。心、肝、脾、肺、腎皆可生化和儲藏我們的精、氣、血、津液和神，主導人體精、氣、神的運轉。懂得如何調理五臟，才是長壽健康的保證。

希望通過這系列書籍，廣大讀者能夠對如何在日常生活中進行自我調理有更多的認識和掌握，學會如何更好地生活，以使工作、家庭生活更美滿，也使自己身心更健康。

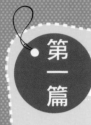

第一篇 五臟養生知識隨身查

「五臟六腑」是華人用了幾千年的一個名詞，就是指人體內的主要器官。《素問 五臟別論》中有云：「所謂五臟者，藏精氣而不瀉也，故滿而不能實；六腑者，傳化物而不藏，故實而不能滿也。」這句話從現代的解釋來看，「臟」即指人體內實質器官，包括心、肝、脾、肺、腎，是為「五臟」；「腑」即指人體內空腔的器官，包括膽、胃、大腸、小腸、膀胱、三焦，受五臟濁氣，名傳化之府，故為「六腑」。

在現代生存環境和生活方式下，我們應該如何保養五臟？讓我們深入瞭解「五臟六腑」，開啟智慧養生的大門。

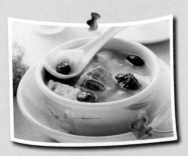
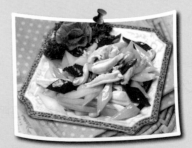

認識五臟與六腑

《黃帝內經》中將五臟六腑都稱為「官」，是說人體五臟六腑都各有職能。五臟具有製造並儲存氣血津液的功能，六腑具有進行消化吸收的功能。

臟與腑的關係

臟腑是內臟的總稱，臟與腑之間，就其主要關係而言，是五臟配六腑的關係。臟屬陰，腑屬陽；陰土裡，陽主表。這樣一臟一腑，一陰一陽，一表一裡，相互配合，形成了臟腑配合成五對：心合小腸、肺合大腸、脾合胃、肝合膽、腎合膀胱。每一對臟腑之間，在結構上，主要有經脈相互絡屬；在生理上，它們相互為用，相互協調來完成各種功能；在病理上，又可相互影響。

1.心與小腸： 在結構上，心的經脈屬於心而絡小腸，小腸的經脈屬小腸而絡心，心與小腸二者通過經脈的相互絡屬，從而構成了表裡關係。就二者的生理功能來說，心屬火、土血，心火溫煦、心血滋養，則小腸功能正常；小腸化物、泌別清濁，吸收精微，可以化生心血。由於有小腸吸收水穀精微的功能，可概括在脾主運化的功能之中，因而心與小腸的關係，是屬心與脾的關係之一。

2.肺與大腸： 肺與大腸通過經脈的相互絡屬，從而構成表裡關係。肺與大腸的表裡關係在生理功能上，主要體現在肺氣肅降與大腸傳導之間的相互依存關係。由於「肅降」與「傳導」能影響臟腑氣機，故肺氣肅降下行，布散津液，則能促進大腸的傳導；大腸傳導糟粕下行，亦有利於肺氣的肅降，可影響呼吸運動和排便功能。

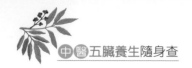

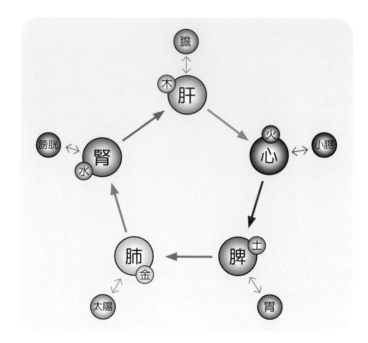

3.脾與胃：脾與胃通過經脈的相互絡屬，從而構成表裡關係。在生理功能上，主要體現在三個方面。

脾胃運納協調：脾主運化，胃主受納、腐熟。胃的「納」是為脾的「運」做準備，而脾的「運」是適應胃繼續「納」的需要。

脾胃升降相輔：脾氣主升，胃氣主降。脾氣上升，運化正常，水穀精微才能夠得以輸布全身，則胃才能維持受納、腐熟和通降的作用。

脾胃燥濕相濟：脾為臟、屬陰，喜燥而惡濕；胃為腑、屬陽，喜潤而惡燥。

4.肝與膽：肝與膽通過經脈的相互絡屬，從而構成表裡關係。在生理功能上，主要體現在同主疏泄方面。肝膽同主疏泄。而肝之疏泄，分泌膽汁，調暢膽腑氣機，促進膽囊排泄膽汁；膽主疏泄，膽汁排泄通暢，有利於肝發揮疏泄作用。因此，肝膽相互依存，相互協同，則膽汁的分泌、貯存、排泄正常，有利於飲食物的消化吸收。

5.腎與膀胱：腎與膀胱通過經脈的相互絡屬，從而構成表裡關係。在生理功能上，主要體現在利小便方面。水液經過腎的氣化作用，濁者下降於膀胱，從而成為尿，由膀胱貯存和排泄；而膀胱的貯尿和排尿功能，又依賴於腎的固攝與氣化作用，使其開合有度。因此，腎與膀胱是相互依存的關係，它們相互協同，共同完成小便的生成、貯存和排泄等多種功能。

五臟之間的關係

人體是一個有機的整體，臟與臟，臟與腑，腑與腑之間密切聯繫，它們不僅在生理功能上相互制約、相互依存、相互為用，且以經絡為聯繫通道，相互傳遞各種資訊，在氣血津液環周於全身的情況下，形成一個非常協調和統一的整體。

1.心與肺：心與肺的關係主要表現在心主血與肺主氣之間的相互依存、相互為用的關係上。心主血，推動血液運行，以維持肺的呼吸功能；肺主氣，司呼吸，朝百脈，能促進、輔助心血運行。另外，心肺居於胸中，宗氣亦積於胸中，有貫心脈和司呼吸的功能。

2.心與脾：心主血，心血供養脾，以維持脾的運行；脾主運化，為氣血生化之源，保證心血充盈。此外，心主血，推動血液運行不息；脾統血，使血液在脈中運行。只有心脾協同，血液才能運行正常。

3.心與肝：心主血，肝藏血。心血充盈，心氣旺盛，則血行正常，而肝才有血可藏；肝藏血充足，並能調節血流，則有利於心推動血行。在精神情志方面，心主神志，肝主疏泄。心神正常，則有利於肝的疏泄；肝主疏泄正常，可調節情志活動，則有利於心主神志。

4.心與腎：心與腎的關係，主要表現為「心腎相交」的關係。心屬火，位於上焦；腎屬水，位於下焦。心火下降於腎，溫煦腎陽，使腎水不寒；腎水上濟於心，資助心陰，制約心火，使之不亢，從而使心腎的生理功能協調平衡。

5.肺與脾：宗氣的生成依賴肺司呼吸，吸入自然之清氣；脾主運化，吸

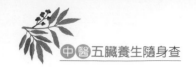

收水穀之精氣。清氣與精氣是生成宗氣的主要物質，只有在肺脾協同作用下，才能保證宗氣正常生成。就肺脾的作用而言，需要肺的宣發和肅降作用，以通調水道，使水液正常地輸布與排泄。還需要脾的運化水液作用，使水液正常的生成與輸布。

6.肺與肝：肺與肝的關係，主要體現在氣機調節方面的依存與協同關係。肺氣以肅降為順，肝氣以升發為調。肺與肝，一升一降，對全身氣機的調節起重要作用。

7.肺與腎：肺主通調水道，為水之上源，腎為主水之臟，肺腎協同，保證人體水液的正常輸布和排泄。肺主氣，司呼吸，腎主納氣，維持呼吸深度，肺腎配合，共同完成呼吸功能。另一方面，肺在司呼吸中，肅降清氣，有利於腎之納氣，而腎氣充足，攝納有權，也有利於肺氣肅降。

8.肝與脾：肝主疏泄，調暢氣機，分泌膽汁，有助於脾的運行功能；脾氣健旺，運化功能正常，則有利於肝之疏泄。肝主藏血，貯藏血液並調節血流量；脾主統血，使血液在脈管中運行，不逸出於脈外。肝脾協同，保證血液的正常運行。

9.肝與腎：肝與腎的關係極為密切，有「肝腎同源」之說。肝藏血，腎藏精，精與血之間存在著相互滋生和轉化的關係。腎精的充盛有賴於肝血的滋生，肝血的化生亦有賴於腎精的作用。此外，肝腎陰陽，相互滋生，相互制約，維持肝腎陰陽的充盛與平衡。肝主疏泄，腎主封藏。肝氣疏泄可使腎之封藏開合有度，腎之封藏則可制約肝之疏泄太過。二者相互制約，既相反又相成，使女子月經來潮和男子泄精的生理功能保持正常。

10.脾與腎：腎藏精源於先天，主生長、發育與生殖，為先天之本；脾運化水穀精微，化生氣血津液，為後天之本。兩者相互滋生，為人體生命活動之根本。脾主運化，吸收水穀精微，充養腎精；而脾的運化功能又必須得到腎陽的溫煦才能健運。脾運化水液，關係到人體水液的生成與輸布，又須有腎陽的溫煦；腎主水，主持全身水液代謝平衡，又須依賴脾氣的制約。

五臟養生需合「五行」

五行是中國古代的一種物質觀，即「金」、「木」、「水」、「火」、「土」。在中醫學裡，也可用五行描述人體五臟系統（心、肝、脾、肺、腎）的功能和關係。

五行與人體五臟的對應關係

中醫學裡能用五行描述人體五臟系統的功能和關係，但這裡的五臟也是一個功能概念，即臟象，並不限於具體的解剖上的五臟。臟象就是指人體的臟腑、經絡、氣血津液等的生理構成和生理功能，以及它們在運動變化中顯露於外的生理病理現象。臟象學說的特點是以五臟為中心，配合六腑，聯繫五體、五官、九竅等，聯結成為一個「五臟系統」的整體。

中醫在使用「五行」來說明臟象五臟功能時用的是比喻的方法。因為臟象系統是無形的，我們不能像描述一件器物一樣向大家講述它的形狀、特點、功能。於是使用了比喻的方法，取大家熟悉的五種事物為比喻對象，借此向大家說明被比喻對象的形狀、功能、特點。

肺為金，象徵清潔、收斂：一塊金屬稟性莊重，外表冰冷，有肅降的特性。金屬堅硬沉重，說明它分子結構很緊密，所以有收斂的特性。五臟中的肺有清肅之性，以降為順，故屬金。

肝為木，象徵著生長、升發、條達、舒暢：一棵大樹枝葉繁茂，樹幹枝橫交叉，有的筆直，有的彎曲，有的向上生長，有的向外生長。五臟中的肝，稟性喜條達疏通，不喜歡被抑制，表現出疏通開泄的功能特點，所以肝為木。

13

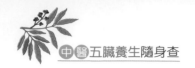

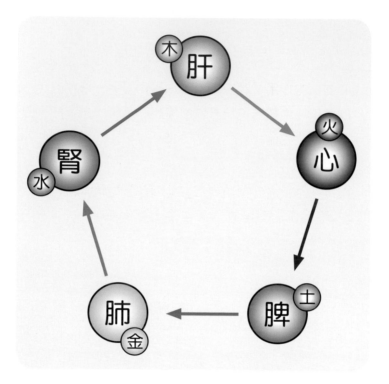

腎為水，象徵寒涼、滋潤、向下運行：一條溪流順勢而下，滋養著周圍土地上的萬物。水性冰冷，故水為寒。投一塊石子沒入水中，再也看不見了。五臟中的腎臟，就如同長江上的三峽水利工程樞紐，藏精、主水濡潤的作用，故腎屬水。

火為心，象徵溫熱、升騰、明亮：一堆篝火很溫暖，火焰永遠是向上升騰，上面燒壺水，水汽蒸騰四溢，篝火的周圍有某種熱烈的氣氛。五臟中，心為陽，陽為熱，溫暖著全身各部位，它推行血液循行全身，故心為火。

脾為土，象徵生化、承載、受納：一方黃土稟性敦厚、樸實無華，它默默承載著萬物，生化出各種食物供養著包括人在內的一切生物，可以說天下萬物依土以存、賴土以活。五臟中脾的作用是運化水穀並提取營養物質，供養全身，它是氣血生化之源，故脾為土。

五行與五臟的「生克」關係

相生和相克是一對相反意義的概念。相生是指這一事物對另一事物有促進、助長和滋生的作用。相克是指這一事物對另一事物的生長和功能具有抑制和制約的作用。中醫五行配五臟的學說，將看似毫不相干的五臟統一在一個體系中，並從生克制化關係中體現相互之間的聯繫。如肝的功能正常與否，不但與心有關，且與脾肺都有關係。同時，五臟再配以五方、五色、五氣，又將臟象五臟與外在自然聯繫到一起，體現人與自然的相互關係。

1.五行相生與相克：金生水；水生木；木生火；火生土；土生金。金克木；木克土；土克水；水克火；火克金。

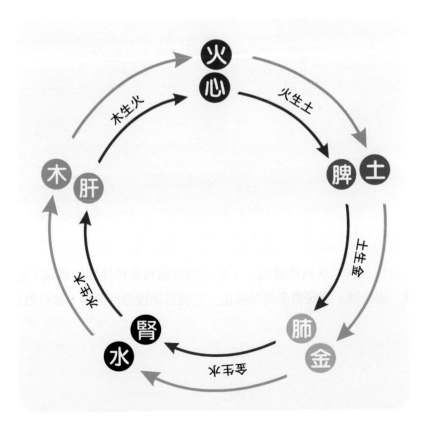

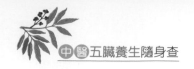
2.用五行相生理論說明五臟的相互滋生關係：木生火，即肝藏血以濟心；火生土，即心主陽可以溫脾；土生金，即脾運化水穀精微可以益肺；金生水，即肺氣清肅則津氣下行以資腎；水生木，即腎臟精氣以滋養肝的陰血。

3.用五行相克理論說明五臟的相互制約關係：木克土，即肝木的條達，可以疏泄脾氣的壅滯。土克水，即脾的運化，可以防止腎水的氾濫。水克火，即腎陰的上濟，可以制約心陽亢烈。火克金，即心火的陽熱，可以制約肺金的清肅太過。金克木，即肺金的清肅下降，可抑制肝陽的上亢。

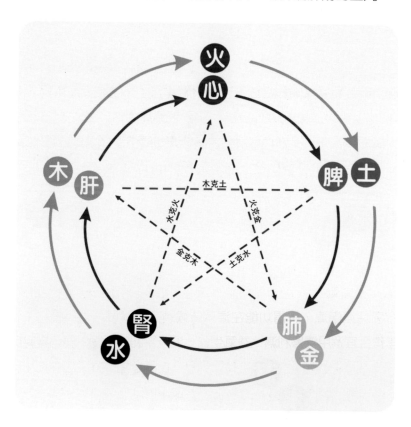

五臟養生要順應四季

《黃帝內經·素問·上古天真論》將養生調攝的方法歸納為「法於陰陽，和於術數，飲食有節，起居有常」，也就是說，養生應做到順應季節。

春養肝

中醫認為，春屬木，其氣溫，通於肝，風邪當令，為四季之首。春天是人體的生理功能、新陳代謝最活躍的時期。春季養生，尤其要注重對於肝臟的保養。中醫認為，肝臟具有藏血之功。《素問 五臟生成》云：「故人臥血歸於肝，肝受血而能視，足受血而能步。」如果肝血不足，易出現兩目乾澀，造成視物昏花、肌肉拘攣等症狀。因此，養肝補血，是春季養生的重中之重。春季養肝藥膳，常用食材有豬肝、帶魚、桑葚、菠菜等；常用的藥材有紅棗、枸杞、女貞子等。

夏養心

夏屬火，其氣熱，通於心，暑邪當令。這一時期的天氣往往比較炎熱，人們很容易耗氣傷津，脾胃功能在這個時候也趨於減弱，食欲普遍降低。

夏季養生宜選用清暑利濕、益氣生津、清淡平和的食物；要儘量避免難以消化的食物，也不要過飽或者過饑；夏季炎熱，但不宜過多食用生冷及冰鎮的飲料和食物，以免損傷脾陽；同樣，夏季也不宜食用熱性食物，以免助熱生火。夏季心陽旺盛，容易耗傷心陰，故夏季應滋養心陰，可常食麥冬、金銀花、薄荷、綠豆、薏米、鯽魚等。

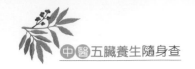

秋養肺

　　秋屬金，其氣燥，通於肺，燥邪當令，燥邪為病的主要病理特點是：燥易傷肺、燥勝則乾。秋季飲食養生要滋潤平補，以健脾清肺為主，以清潤甘酸為大法，寒涼調配為要。秋季氣候涼爽，五臟歸肺，不宜過量食用炸、燻、烤、煎煮等食物。秋季藥膳清肺潤燥，常用的藥材、食材有天冬、桔梗、銀耳、菊花、梨、木瓜等。

冬養腎

　　冬屬水，其氣寒，通於腎，寒邪當令，易傷陽氣。中醫認為，「腎元蟄藏」，即腎為封藏之本。而腎主藏精，腎精秘藏，則使人精神健康，若腎精外泄，容易被邪氣侵入而致疾病。古語云「冬不藏精，春必病溫」，意思是說，冬季沒有做好「精藏於內」，到春天會因腎虛而影響機體的免疫力，使人容易生病。這一時期，人體陽氣偏虛，陰寒偏盛，陰精內藏，脾胃功能較為強健，故冬季飲食養生宜溫補助陽，補腎益精。

　　這個時候，人體的生理功能趨於潛藏沉靜之態，在飲食養生方面應該突出兩個方面，一是需要注意通過膳食攝入高熱量食物，提高機體的耐寒能力；二是預防維生素缺乏症，因為冬季的新鮮水果、蔬菜比較少，應該適當進補。冬季藥膳養腎藏精，常用的藥材、食材有熟地黃、神曲、黑豆、香菜、白蘿蔔等。

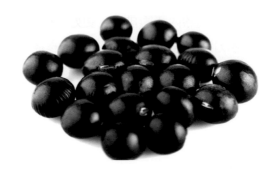

五臟養生對應五色飲食

在中醫養生理論中，用青、赤、黃、白、黑五色有其相應的五行對應。根據五行學說，可以將自然界的五色分別對應不同的臟腑。

紅色養心

紅色食品是指外表呈紅色的果蔬和「紅肉」類。紅色果蔬包括紅辣椒、蕃茄、紅棗、山楂、草莓、蘋果等，紅色果蔬含有糖和多種維生素，尤其富含維生素C。「紅肉」指牛肉、豬肉、羊肉及其製品。現代醫學發現，紅色食物中富含蕃茄紅素、胡蘿蔔素、氨基酸及鐵、鋅、鈣等礦物質，能提高人體免疫力，有抗自由基、抑制癌細胞的作用。

按照中醫五行學說，紅色為火、為陽，故紅色食物進入人體後可入心、入血，大多具有益氣補血和促進血液、淋巴液生成的作用。

綠色護肝

現代醫學發現，綠色藥材和食物是人體的「清道夫」，其所含的各種維生素和礦物質，能幫助體內毒素排出，更好的保護肝臟，還可明目，對老年人眼乾、眼痛、視力減退等症狀，都有很好的食療功效，如桑葉、菠菜。

中醫認為，綠色（含青色和藍色）入肝，多食綠色食物具有舒肝強肝的作用。另外，五行中青綠克黃，所以綠色食物還能調節脾胃消化吸收功能。綠色食材有桑葉、枸杞葉、夏枯草、菠菜、苦瓜、綠豆、綠花椰、芹菜、青江菜等。

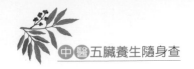

黃色健脾

黃色食物富含維生素C，可抗氧化、提高免疫力；維生素D可促進鈣、磷的吸收，可有效預防老年人骨質疏鬆症。黃色藥材如黃芪是民間常用的補氣食物，氣虛體質的老年人適宜食用。

黃色食物代表藥材和食材有黃芪、玉米、黃豆、檸檬、木瓜、柑橘、香蕉、蛋黃等。

白色潤肺

現代醫學發現，白色食物中的米、麵富含碳水化合物，是人體維持正常生命活動不可或缺的能量之源。白色蔬果富含膳食纖維，能夠潤肺，提高免疫力；白肉富含優質蛋白；豆腐、牛奶富含鈣質；白果有滋養、固腎、補肺之功，適宜肺虛咳嗽和老人肺氣虛弱體質的哮喘；百合有補肺潤肺的功效，肺虛乾咳久咳，或痰中帶血的老年人，非常適宜食用。

白色在五行中屬金，入肺，偏重於益氣行氣。大多數白色食物，如牛奶、大米和雞、魚類等，蛋白質成分都較豐富，既能消除疲勞，又可促進康復。

黑色固腎

現代醫學發現，黑色食品中含有多種氨基酸及豐富的微量元素、維生素和亞油酸等營養素，可養血補腎，改善虛弱體質，同時還能提高機體的自癒能力。

五行中黑色主水，入腎，因此，常食黑色食物能補腎。研究發現，黑米、黑芝麻、黑豆、黑木耳、海帶、烏雞、紫菜等黑色食物的營養保健價值和藥用價值都很高，它們可明顯減少動脈硬化、冠心病、腦卒中等疾病的發生，對流感、氣管炎、咳嗽、慢性肝炎、腎病、貧血、脫髮、早白頭等均有很好的療效。

五臟養生需對應飲食中的「五味」

「五味」也有其相應的五行對應。《黃帝內經》中說：「辛、甘、淡屬陽，酸、苦、鹹屬陰。」《素問 藏氣法時論》中指出「辛散、酸收、甘緩、苦堅、鹹軟」，這是對五味作用最早的概括。

酸味入肝

酸味藥材人多有收斂固澀的作用，可增強肝臟的功能，提高鈣、磷的吸收。此外，經常食用酸味食品還可促進血液循環，調節新陳代謝，防止動脈硬化、高血壓病的發生，還能治療食積、消化不良、腹瀉等疾病。酸味食物還可用在烹調中，能提味增鮮，並具有爽口、解膩、去腥、助消化及消毒的作用。

代表藥材和食材有五味子、浮小麥、吳茱萸、馬齒莧、佛手、山楂、烏梅、荔枝、葡萄、橄欖、枇杷等。

苦味入心

苦味食品可燥濕、清熱解毒、瀉火通便、利尿。營養學家認為，苦味食品含有的氨基酸，可促進胃酸分泌，增加食欲。此外，苦味在食品安全中含有的茶鹼和咖啡因，食用後能醒腦，消除大腦疲勞，恢復精力。

苦味藥材和食材有清熱瀉火、除濕利尿的作用，與心對應，可增強心的功能，多用於治療濕熱症，但食用過量也會導致消化不良。代表藥材和食材有絞股藍、白芍、骨碎補、槐花、決明子、柴胡、苦瓜、綠茶、青果等。

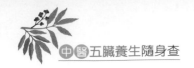
甘味入脾

中醫認為，甜味入脾，有補養氣血、健脾、補虛扶正的作用。在飲食中，甜味可有去苦、去腥、矯味的作用。

甘味藥材和食材具有補益和中、緩急的作用，可以補充氣血、緩解肌肉緊張和疲勞，也能中和毒性、解毒，多用於滋補強壯、緩解因風寒引起的痙攣、抽搐、疼痛，適用於虛症、痛症。代表藥材和食材有丹參、沙參、黃精、百合、蓮藕、茄子、蘿蔔、絲瓜等。

辛味入肺

辛入肺，可發散、行氣、活血，能刺激胃腸蠕動、增加消化液的分泌。辛味藥材和食材有宣發、發散、行血氣、通血脈的作用，可促進腸胃蠕動，促進血液循環，適用於表症、氣血阻滯或風寒濕邪等。但過量會使肺氣過盛，患痔瘡、便秘的老年人要少吃。代表藥材和食材有紅花、川芎、紫蘇、藿香、益智仁、肉桂、蔥、大蒜、洋蔥、辣椒、花椒、韭菜等。

鹹味入腎

鹹味入腎，能軟堅潤下，有調節人體細胞和血液滲透壓平衡的作用，在嘔吐、腹瀉及大汗後，補充適量淡鹽水，可防止體內電解質失衡。

鹹味藥材和食材具有通便補腎、補益陰血、軟化體內酸性腫塊等多種作用，常用於治療熱結便秘等症狀。當發生嘔吐、腹瀉不止時，適當補充些淡鹽水可有效防止發生虛脫。但需要注意的是，有心臟病、腎臟病、高血壓病的老年人不能多吃鹹味食物。鹹味食物代表藥材和食材有蛤蚧、鹿茸、龜甲、海帶、海藻、海參、蛤蜊等。

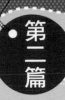

第二篇 心臟自我調養隨身查

　　心臟是人體中最重要的一個器官,主要功能是把血液運行至身體各個部位。在現代醫學中,心臟是人體整個血液循環系統的動力所在,其作用是推動血液流動,向器官、組織提供充足的血液,從而維持機體的正常運作。

　　本章介紹了心臟病患者的調養飲食原則,詳細介紹了調養心臟的特效食材、藥材,並列舉了心臟疾病對症調養方及心臟調養的特效穴位。讓讀者瞭解心臟疾病,及時對症調理,在家也能調出好身體。

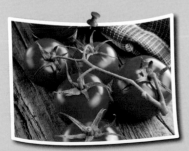

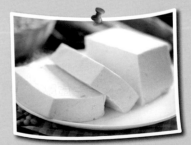

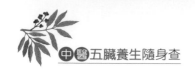

心臟調養飲食原則速查

合理膳食，保護心臟

不夠均衡的飲食及生活方式會損害血管和心臟。所以飲食應做到「三低」，即低熱量、低脂肪、低膽固醇。多吃新鮮的水果和蔬菜，對心臟及血管有保護作用。

少食辛辣刺激食物

辛辣、刺激性的食物不利於心臟的健康。因此，要養心就要在日常飲食中儘量少食用辣椒、芥末、花椒等辛辣調味料，及白酒、濃茶、濃咖啡等刺激性飲料。

補充維生素E，助力心臟健康

維生素E可改善心臟健康。適量攝取維生素E可減少膽固醇，疏通血管，預防心臟問題。維生素C是一種抗氧化劑，也有利於增強維生素E保護動脈和心臟的功能。

飲食清淡

飲食宜清淡，應以易消化、富含維生素的食物為主。養心可多喝牛奶，多吃豆製品、雞肉、瘦肉等，既能補充營養，又有強心的作用。

苦味食物泄心火

苦味食物有苦瓜、苦菜、啤酒、茶水、咖啡、可可等。苦味食物所含的生物鹼因有清心除煩、促進血液循環、舒張血管等藥理作用，是心臟病患者的養生佳品。

紅色食物能養心

紅色食物包括胡蘿蔔、紅辣椒、蕃茄、西瓜、山楂、紅棗、草莓、紅薯、紅蘋果等。中醫五行學說中，紅色為火、為陽，故紅色食物進入人體後可入心、入血，大多具有益氣補血和促進血液、淋巴液生成的作用。

生活中的「傷心」因素速查

大喜大悲傷心

傳統醫學講，大喜傷心、大怒傷肝、憂思傷脾、悲恐傷腎。「怒」是對人體危害最大的情緒。古人說「大怒傷肝」，實際上還會導致「傷」心。

過度勞累傷心

現代社會湧現了一大批「工作狂」。這群人加班至深夜也無所謂，身體不斷地接受壓力、過度勞累。殊不知，壓力和過度勞累是心臟的大敵，它是導致動脈硬化、心絞痛及心肌梗死的原因。

久坐傷心

現代上班族往往每天久坐超過6小時，這樣會對心臟造成傷害。經常坐著不動，不利於「好膽固醇」清除動脈裡的斑塊。因此，過一段時間起來活動一下，對心臟很有好處。

經常受涼易傷心

經常受涼不僅會引起血管的強烈收縮，導致血壓升高，還可誘發高血壓、急性心肌梗死、心絞痛及腦血管意外等病，甚至是致命性心律失常。

暴飲暴食加重心臟負擔

暴飲暴食會因機體消化和吸收食物的需要，心臟必須輸出大量血液供給胃、腸等消化系統，增加了心臟負擔，使心臟自身血液循環處於相對缺血狀態，對冠狀動脈粥樣硬化使心肌缺血、心功能不全的冠心病患者不利。

過度服藥傷心

許多藥物及化學品可損害心肌，甚至有些治療心臟病的藥物在發揮治療作用的同時，也誘發或加重了心臟病。最常用的青黴素會使某些過敏性體質的人發生過敏性休克。

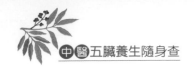

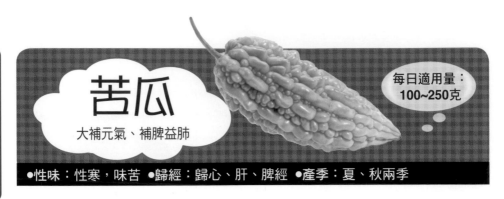

特效食材、藥材速查

苦瓜

大補元氣、補脾益肺

每日適用量：
100~250克

●性味：性寒，味苦 ●歸經：歸心、肝、脾經 ●產季：夏、秋兩季

　　苦瓜中的苦瓜苷和苦味素能增進食欲，健脾開胃；所含的生物鹼類物質奎寧，能利尿活血、消炎退熱、清心明目。苦瓜中維生素C 的含量很高，能預防動脈粥樣硬化、提高機體應激能力、保護心臟。苦瓜宜與茄子、洋蔥、雞蛋等食物搭配食用，能降壓護心、增強免疫、清心寧神；但不宜與胡蘿蔔、黃瓜、南瓜等同食，否則會降低營養價值。

● 應用指南

綠豆　　　　苦瓜　　　　冰糖　　　　　蟶子　　　　苦瓜　　　　鹽

 特別推薦 **苦瓜綠豆湯**

材料：水發綠豆200克，苦瓜100克，冰糖40克

做法：將苦瓜洗淨切塊；鍋中注水燒開，倒入綠豆攪勻，煮沸後用小火煮約40分鐘，倒入苦瓜、冰糖，小火續煮至食材熟透，攪拌片刻，盛出即成。

 特別推薦 **苦瓜蟶子湯**

材料：蟶子250克，苦瓜130克，鹽8克，薑絲少許，雞粉2克，食用油適量

做法：將蟶子洗淨，焯水；苦瓜洗淨切片，加鹽醃片刻，洗淨；鍋中注水燒開，倒入食用油、薑絲、苦瓜片，大火煮3分鐘，倒入蟶子，加鹽、雞粉，煮熟即成。

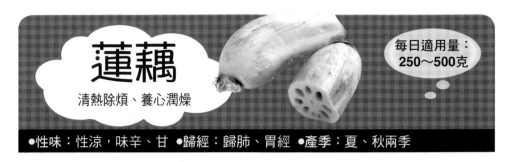

蓮藕

清熱除煩、養心潤燥

每日適用量：250～500克

●性味：性涼，味辛、甘 ●歸經：歸肺、胃經 ●產季：夏、秋兩季

蓮藕含有澱粉、蛋白質、天門冬素、維生素C及氧化酶成分，具有滋陰養血的功效，可補五臟之虛、強壯筋骨、補血養血。生吃鮮藕能清熱解煩，解渴止嘔；煮熟的藕性味甘溫，能健脾開胃，益血補心，故主補五臟。蓮藕宜與鱔魚、羊肉等食物搭配食用，能強腎壯陽、補肺養心；但不宜與菊花、人參同食，否則會降低營養價值。

● 應用指南

排骨段　　　蓮藕　　　　萵筍　　　　　南瓜　　　蓮藕　　　鮮百合

特別推薦

萵筍蓮藕排骨湯

材料：排骨300克，蓮藕200克，萵筍85克，薑片少許，鹽3克，料酒10毫升

做法：將萵筍、蓮藕洗淨，去皮、切塊；排骨切段，汆水；鍋中注水燒開，倒入排骨、薑片、料酒，煮沸後小火煮香，倒入蓮藕、萵筍塊攪勻，小火煮熟，加鹽，續煮至食物入味即成。

特別推薦

南瓜百合蓮藕湯

材料：南瓜、蓮藕各200克，鮮百合40克，冰糖20克

做法：將蓮藕、南瓜洗淨，去皮、切丁；鍋中注水燒開，放入蓮藕丁、南瓜，燒開後用小火燉至食材熟透，放入百合、冰糖，拌勻，再煮至冰糖溶化，拌勻即可。

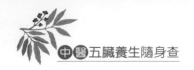

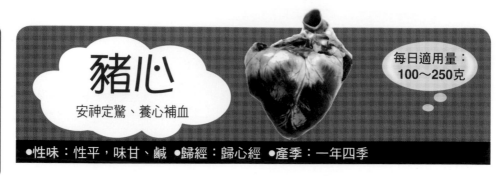

豬心

安神定驚、養心補血

每日適用量：100～250克

●性味：性平，味甘、鹹 ●歸經：歸心經 ●產季：一年四季

豬心為豬的心臟，是補益食品，常用於心神異常之病變，配合鎮心化痰之藥應用，效果明顯。自古即有「以臟補臟」、「以形補形」的說法，豬心能補心，調理心悸、心跳、怔忡等症。豬心含有蛋白質、脂肪、鈣、磷、鐵、維生素B$_1$、維生素B$_2$、維生素C及維生素B$_3$等，對加強心肌營養，增強心肌收縮力有很大的作用。

● 應用指南

豬心　　　　黨參　　　　桂枝　　　　　豬心　　　　石菖蒲　　　丹參

特別推薦 **桂枝紅棗豬心湯**

材料：豬心半個，黨參10克，桂枝5克，紅棗4枚，鹽適量

做法：將豬心洗淨汆水，撈出切片；桂枝、黨參、紅棗洗淨放入鍋中，加水燒開，小火續煮30分鐘；轉中火待湯汁沸騰，放入豬心片，待水再開，加鹽調味即可。

特別推薦 **菖蒲豬心湯**

材料：豬心1個，石菖蒲15克，丹參10克，遠志5克，紅棗4枚，蔥花、鹽適量

做法：將豬心洗淨汆水，撈出切片；藥材洗淨，置入鍋中加水熬成湯；將切好的豬心放入已熬好的湯中煮沸，加鹽、蔥花即可。

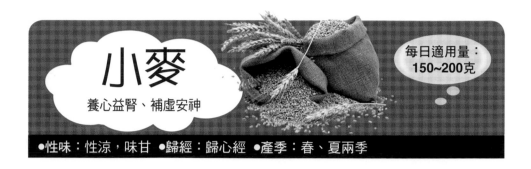

小麥

養心益腎、補虛安神

每日適用量：150~200克

● 性味：性涼，味甘　● 歸經：歸心經　● 產季：春、夏兩季

　　小麥含有碳水化合物、粗纖維、蛋白質、脂肪、鈣、磷、鐵、維生素及煙酸等營養成分，具有養心神、斂虛汗、生津止汗、養心益腎、鎮靜益氣、健脾厚腸、除熱止渴的功效，小麥宜與紅棗、粳米、蕎麥、豆製品等搭配食用，可以養心神、健脾胃；但不宜與食用鹼搭配食用，否則會破壞維生素。

● 應用指南

黃豆　　　小麥　　　紅棗　　　　大米　　　小麥　　　紅豆

 特別推薦 **小麥核桃紅棗豆漿**

材料：水發黃豆50克，水發小麥30克，紅棗、核桃仁各適量

做法：將紅棗洗淨去核、切塊；將泡好的黃豆、小麥洗淨瀝乾；核桃仁、黃豆、小米、紅棗倒入豆漿機中，注水打成豆漿；把豆漿倒入濾網，濾取豆漿煮熟即可。

 特別推薦 **小麥紅豆粥**

材料：水發大米100克，水發小麥80克，水發紅豆60克，鹽2克

做法：砂鍋中注入適量清水燒，倒入洗淨的大米，再放入洗淨的小麥、紅豆，攪拌均勻，燒開後用小火煮40分鐘，至食材熟透，放入鹽，拌勻即可。

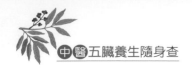
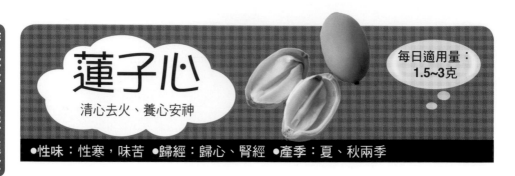

特效食材、藥材速查

蓮子心

清心去火、養心安神

每日適用量：
1.5~3克

●性味：性寒，味苦 ●歸經：歸心、腎經 ●產季：夏、秋兩季

　　蓮子心具有清心、去熱、澀精、止血、止渴等多種功效，它所含有的生物鹼具有非常顯著的強心作用，蓮心鹼則有較強抗的鈣及抗心律不齊的作用；蓮子心與靈芝搭配煮水喝，可治療失眠。

● 應用指南

| 紅棗 | 蜂蜜 | 蓮子心 | 冬瓜 | 蓮子心 | 鹽 |

特別推薦　蜂蜜紅棗蓮子心茶

材料：紅棗20克，蓮子心8克，蜂蜜15克

做法：將洗淨的紅棗切開，去核，把棗肉切小塊；砂鍋中注入適量清水燒開，放入棗肉、蓮子心，用小火煮15分鐘，關火後放入蜂蜜，攪拌均勻即可。

特別推薦　蓮子心冬瓜湯

材料：冬瓜300克，蓮子心6克，鹽2克

做法：將洗淨的冬瓜去皮，切成小塊；砂鍋中注入適量清水燒開，倒入冬瓜、蓮子心，燒開後用小火續煮20分鐘，至食材熟透，放入適量鹽，拌勻即可。

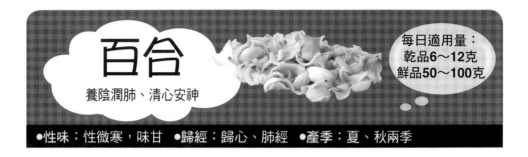

百合

養陰潤肺、清心安神

每日適用量：
乾品6～12克
鮮品50～100克

●性味：性微寒，味甘　　●歸經：歸心、肺經　　●產季：夏、秋兩季

百合含有豐富的澱粉、蛋白質、脂肪及鈣、磷、鐵等礦物質，性味甘、微苦而平，中醫學認為，百合有清心潤肺、除煩安神、化痰止咳的功效。百合宜與核桃、杏仁、桂圓、銀耳、雞蛋等食物搭配食用，可補血安神、潤腸潤肺、養心補腦；但不宜與豬肉、蝦皮等食物同食，否則會降低營養價值。

應用指南

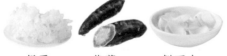

銀耳　　　　紫薯　　　　鮮百合

杏仁　　　乾百合　　　鹽

特別推薦　百合銀耳湯

材料：水發銀耳100克，紫薯50克，鮮百合30克，冰糖20克

做法：將銀耳洗淨，去黃色根部，切小塊；鍋中注水燒開，倒入備好的銀耳，燒開後用小火煮20分鐘至食材熟軟，加入百合、冰糖拌勻，小火續煮5分鐘至冰糖溶化即可。

特別推薦　杏仁百合湯

材料：杏仁15克，乾百合15克，鹽3克，雞粉2克

做法：鍋中注水燒開，放入洗好的百合、杏仁，拌勻，用小火煮20分鐘至熟軟，放入鹽、雞粉，拌勻即可。

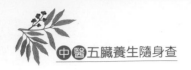

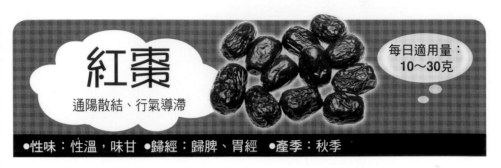

紅棗

通陽散結、行氣導滯

每日適用量：
10～30克

●性味：性溫，味甘 ●歸經：歸脾、胃經 ●產季：秋季

　　紅棗中含蛋白質、氨基酸、有機酸、維生素及多種礦物質，能使血中含氧量增強、滋養全身細胞，是一種藥效緩和的強壯劑。此外，紅棗還具有抗過敏、寧心安神、益智健腦、補脾和胃、益氣生津等作用。紅棗宜與人參、小麥、花生、桂圓等搭配食用，可益氣補血、養心安神；不宜與動物肝臟、黃瓜同食，否則會降低營養價值。

● 應用指南

| 黃豆 | 小米 | 紅棗 | 大米 | 糙米 | 紅棗 |

特別推薦　小米紅棗豆漿

材料：水發黃豆40克，小米20克，紅棗5克

做法：將紅棗、小米、黃豆洗淨，倒入豆漿機中，注水至水位線即可，選擇「五穀」程式，開始打漿，待豆漿機運轉約20分鐘；把豆漿倒入濾網，濾取豆漿，煮熟即可。

特別推薦　紅棗桂圓麥粥

材料：水發大米150克，水發糙米70克，水發蕎麥60克，燕麥40克，紅棗30克，桂圓肉25克，枸杞8克

做法：砂鍋中注水燒開，倒入洗好的大米、糙米、蕎麥、紅棗、桂圓肉、燕麥、枸杞，攪拌勻，用小火煮約40分鐘即可。

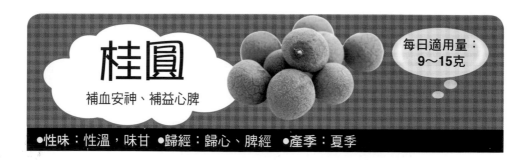

桂圓

補血安神、補益心脾

每日適用量：9～15克

●性味：性溫，味甘　●歸經：歸心、脾經　●產季：夏季

桂圓肉富含多種氨基酸和B族維生素、維生素C、鈣、磷、鐵、腺膘呤等，其中含維生素P量多，具有保護血管、防止血管硬化的作用。桂圓宜與當歸、枸杞、紅棗、蓮子、甲魚、山藥等搭配食用，可益心肺、滋肝腎、養心補血。

● 應用指南

山藥　　　桂圓　　　紅棗　　　紅豆　　　桂圓　　　紅棗

 特別推薦
桂圓山藥紅棗湯

材料：山藥100克，桂圓50克，紅棗3克

做法：山藥去皮洗淨，切塊，用清水浸泡片刻；鍋中注水燒開，倒入洗淨的紅棗、桂圓、山藥，燜煮15分鐘至熟即成。

 特別推薦
紅棗桂圓紅豆飲

材料：水發紅豆90克，桂圓肉25克，紅棗20克

做法：砂鍋中注入適量清水燒開，倒入備好的紅棗、紅豆、桂圓，燒開後用小火煮30分鐘，攪勻即可。

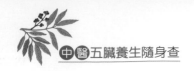
特效食材、藥材速查

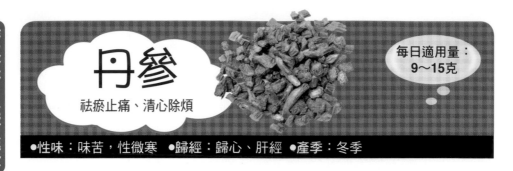

丹參

祛瘀止痛、清心除煩

每日適用量：
9～15克

●性味：味苦，性微寒　●歸經：歸心、肝經　●產季：冬季

丹參含丹參酮Ⅰ、丹參酮ⅡA、丹參酮ⅡB，異丹參酮Ⅰ，能擴張外周血管、降低血壓。丹參具有活血調經、祛瘀止痛、涼血消癰、清心除煩、養血安神的功效，其煎劑具有鎮靜、安神的作用，且可促進纖溶活性、改善微血管循環障礙。

● 應用指南

酸棗仁　　　　　丹參　　　　　百合　　　　　大米　　　　　丹參　　　　　當歸

 特別推薦　**丹參棗仁茶**

材料：酸棗仁25克，丹參12克，百合5克

做法：砂鍋中注入適量清水，用大火燒開，倒入洗淨的酸棗仁和丹參，燒開後用小火煮約15分鐘，至藥材析出有效成分，攪拌勻，用中火續煮片刻，濾取茶汁即可。

 特別推薦　**當歸丹參粥**

材料：水發大米160克，丹參10克，當歸8克

做法：砂鍋中注入適量清水燒開，倒入當歸、丹參，用小火煮15分鐘，至其析出有效成分，把藥材及雜質撈出，倒入大米，拌勻，燒開後用小火煮30分鐘，至大米熟透即可。

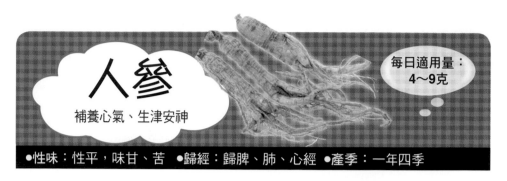

人參

補養心氣、生津安神

每日適用量：4～9克

●性味：性平，味甘、苦　●歸經：歸脾、肺、心經　●產季：一年四季

人參含人參皂苷、揮發性成分、葡萄糖等，適宜體虛乏力者滋補之用。《本草綱目》記載：「人參能補元陽，生陰火，而瀉陰火。」《神農本草經》中有記載，人參有「補五臟、安精神、定魂魄、止驚悸、除邪氣、明目開心益智」的功效，久服輕身延年。可見人參具有大補元氣、複脈固脫、補脾益肺、生津安神的功效。

● 應用指南

　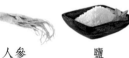　　　　

山雞　　　人參　　　鹽　　　　山雞塊　　　紅棗　　　人參

特別推薦　人參滋補湯

材料：山雞250克，人參8克，薑片2克，鹽適量

做法：將山雞洗淨，斬成大小合適的塊汆水；人參洗淨備用；湯鍋上火，加水適量，下山雞、人參、薑片，煲至熟，加鹽調味即可。

特別推薦　人參雞湯

材料：山雞塊350克，紅棗20克，薑片15克，人參片10克，鹽、雞粉、料酒各少許

做法：將山雞塊汆水撈出；鍋中注水燒開，倒入山雞塊、薑片、紅棗、人參片、料酒，煮沸後小火續煮1小時至食材熟透，加入鹽、雞粉拌勻，轉中火煮至湯汁入味即可。

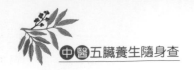

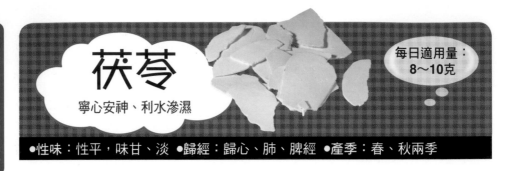

茯苓

寧心安神、利水滲濕

每日適用量：8～10克

●性味：性平，味甘、淡　●歸經：歸心、肺、脾經　●產季：春、秋兩季

　　茯苓含茯苓多糖、葡萄糖、蛋白質、氨基酸、有機酸、脂肪、卵磷脂、腺嘌呤、膽鹼、麥角甾醇、多種酶和鉀鹽，具有增強免疫力、抗腫瘤及鎮靜、降血糖等作用。同時，茯苓還能增強機體的免疫力。茯苓宜與酸棗仁、桂圓搭配食用，可寧心安神。

● 應用指南

大米　　　桂圓肉　　　茯苓　　　　雞腿　　　黨參　　　茯苓

特別推薦　**桂圓百合茯苓粥**

材料：水發大米100克，桂圓肉、鮮百合、茯苓各少許，鹽少許

做法：鍋中注水燒開，倒入洗淨的大米，拌勻煮沸，放入桂圓肉、茯苓，轉小火煮約30分鐘至大米熟軟，倒入洗淨的百合，轉大火後略煮，加鹽攪勻，續煮至食材入味即可。

特別推薦　**黨參茯苓雞湯**

材料：雞腿1隻，黨參15克，茯苓10克，紅棗8枚，鹽少許

做法：雞腿洗淨剁塊汆水；黨參、茯苓、紅棗洗淨；鍋中放入雞腿、黨參、茯苓、紅棗，加水以大火煮開，轉小火續煮30分鐘；起鍋前加鹽調味即可。

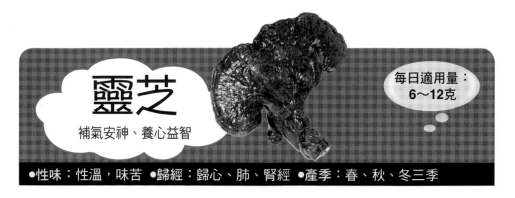

靈芝

補氣安神、養心益智

每日適用量：6～12克

●性味：性溫，味苦　●歸經：歸心、肺、腎經　●產季：春、秋、冬三季

　　靈芝具有補氣安神、止咳平喘的功效，主治虛勞短氣、肺虛咳喘、失眠心悸、消化不良、不思飲食、心神不寧等。靈芝能扶正固本，提高身體免疫力，調節人體整體的功能平衡，調動身體內部活力，調節人體新陳代謝；還能抗腫瘤，預防癌細胞生成，抑制癌細胞生長惡化。

● 應用指南

乳鴿肉　　靈芝　　核桃仁　　　紅棗　　桂圓肉　　靈芝

特別推薦 **靈芝核桃乳鴿湯**

材料：乳鴿肉200克，靈芝25克，核桃仁20克，黨參15克，薑片、鹽、料酒各少許

做法：將乳鴿肉汆水撈出；鍋中注水燒開，倒入乳鴿肉、薑片、靈芝、核桃仁、黨參、料酒，煮沸後小火續煮約60分鐘，加鹽拌勻，轉中火煮至湯汁入味即成。

特別推薦 **靈芝桂圓紅棗湯**

材料：紅棗5克，桂圓肉4克，靈芝4克，紅糖少許

做法：鍋中注水燒開，倒入紅棗、桂圓肉、靈芝，略煮片刻，拌勻，用小火煲煮約20分鐘至靈芝析出有效成分，加入適量紅糖，拌煮至溶化即可。

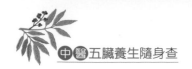
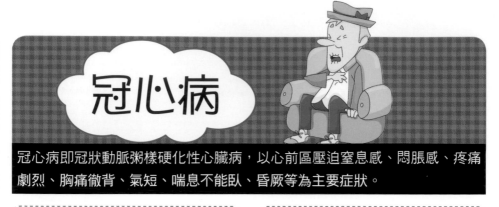

冠心病

冠心病即冠狀動脈粥樣硬化性心臟病，以心前區壓迫窒息感、悶脹感、疼痛劇烈、胸痛徹背、氣短、喘息不能臥、昏厥等為主要症狀。

◎ 對症藥材

西洋參、天麻、玉竹、丹參、山楂、紅花、延胡索、牛膝、香附、當歸

◎ 對症食材

黑木耳、芹菜、洋蔥、胡蘿蔔、豬心、豬肝、海帶

● 對症食療

豬心　　　當歸　　　玉竹　　　三七粉　　西洋參片　　丹參

 特別推薦

玉竹當歸燉豬心

材料：豬心180克，當歸12克，玉竹10克，薑片少許，鹽、雞粉、料酒各適量

做法：將豬心洗淨切片，汆水撈出；鍋中注水燒開，放入玉竹、當歸、薑片、豬心、料酒，拌勻，小火燉30分鐘，放入鹽、雞粉，拌勻即可。

 特別推薦

西洋參三七茶

材料：三七粉10克，西洋參片10克，丹參2克

做法：備好的藥材放入杯中，注入適量開水，至八九分滿，蓋上蓋，泡約5分鐘，至其析出有效成分，揭蓋，趁熱飲用即可。

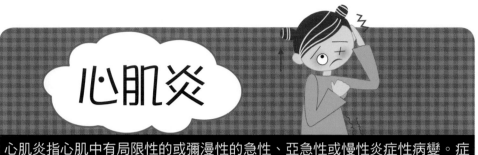

心肌炎

心肌炎指心肌中有局限性的或彌漫性的急性、亞急性或慢性炎症性病變。症見疲乏、發熱、胸悶、心悸、氣短、頭暈等。

◎ **對症藥材**

苦參、敗醬草、馬齒莧、魚腥草、丹參、金銀花、仙靈脾、黃柏、知母

◎ **對症食材**

苦瓜、石榴、雞蛋、冬瓜、玉米、西瓜、白菜、黃瓜、火龍果

● **對症食療**

| 豬瘦肉 | 金銀花 | 魚腥草 | 防風 | 苦參 | 蜂蜜 |

 特別推薦 **魚腥草金銀花瘦肉湯**

材料：豬瘦肉240克，金銀花、魚腥草各少許，鹽2克，雞粉2克

做法：瘦肉洗淨切塊，汆水撈出；鍋中注水燒熱，倒入金銀花、魚腥草、肉片，燒開後用小火煲約30分鐘，濾出藥材，加鹽、雞粉，拌勻即可。

 特別推薦 **防風苦參飲**

材料：防風、苦參各5克，蜂蜜適量

做法：防風、苦參用清水洗淨，備用；將防風、苦參一起放入鍋中，加適量水煎煮，去渣取汁；調入適量蜂蜜攪勻即可。

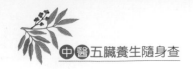

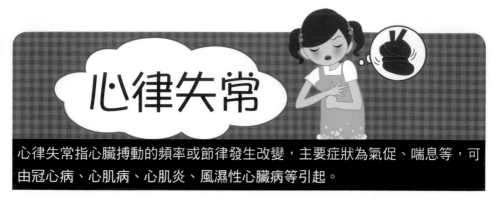

心律失常

心律失常指心臟搏動的頻率或節律發生改變，主要症狀為氣促、喘息等，可由冠心病、心肌病、心肌炎、風濕性心臟病等引起。

◎ 對症藥材

黃芪、田七、黨參、當歸、丹參、白果、絞股藍

◎ 對症食材

豬心、烏雞、甲魚、洋蔥、蕎麥

● 對症食療

雞肉　　　　大米　　　　黃芪　　　　甲魚肉　　　　黃芪　　　　薑片

特別推薦　黃芪雞肉粥

材料：雞肉280克，水發大米100克，黃芪10克，薑片少許，鹽、雞粉各適量

做法：黃芪切片；雞肉斬塊；鍋中注水燒開，放入黃芪、大米、雞塊、薑片，拌勻，燒開後用小火煮30分鐘至食材熟軟，加入鹽、雞粉拌勻即可。

特別推薦　黃芪燉甲魚

材料：甲魚肉600克，黃芪20克，薑片、料酒、鹽、雞粉各少許

做法：甲魚宰殺洗淨、斬塊，汆水撈出；鍋中注水燒開，放入薑片、黃芪、甲魚塊、料酒拌勻，燒開後用小火燉1小時，至食材熟透，加入鹽、雞粉拌勻，煮至入味即成。

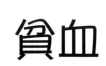
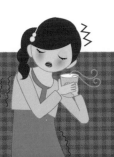

貧血

貧血是指體內外周紅血球容量減少、低於正常值下限的一種症病。主要症狀為頭暈、眼花、耳鳴,面色蒼白等。

◎ 對症藥材

紅棗、當歸、熟地、阿膠、首烏、桑葚、靈芝、黃芪、桂圓

◎ 對症食材

豬肝、菠菜、烏雞、母雞、荔枝

● 對症食療

烏雞肉

紅棗

當歸

母雞

大米

黃芪

特別推薦 ## 紅棗當歸烏雞湯

材料:烏雞肉250克,紅棗6克,當歸3克,薑絲少許,鹽、雞粉、料酒各適量

做法:烏雞肉斬塊,加調料醃漬入味;鍋中注水,燒開後倒入紅棗、當歸,小火煮至熟軟,倒入雞肉、薑絲拌勻,小火煮至粥黏稠,放入鹽、雞粉,拌勻即可。

特別推薦 ## 黃芪雞汁粥

材料:母雞1000克,大米100克,黃芪15克,鹽適量

做法:母雞剖洗乾淨,切塊,煎取雞汁;黃芪洗淨;大米淘洗乾淨備用。將雞塊、雞汁和黃芪混合,倒入鍋中,加入大米煮粥,加鹽調味即可。

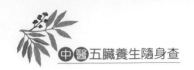
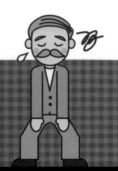

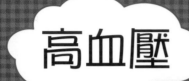

高血壓

高血壓是指在靜息狀態下動脈收縮壓和或舒張壓增高的疾病。早期症狀為頭暈、頭痛、心悸、煩躁、失眠等，頭痛有時還伴有噁心、嘔吐、眩暈等症狀。

◎ **對症藥材**

丹參、蒼耳子、黃精、靈芝、女貞子、山楂、菊花、五加皮

◎ **對症食材**

蘆筍、洋蔥、蘑菇、蛋類、動物肝臟、黃豆、綠豆、南瓜、芝麻、玉米

對症食療

山楂	女貞子	玉米鬚	乾山楂	丹參	荷葉

特別推薦　女貞子山楂茶

材料：山楂20克，女貞子8克，玉米鬚2克

做法：砂鍋中注入適量清水燒開，放入洗好的山楂、女貞子拌勻，煮沸後用小火煮約10分鐘，至其析出有效成分，拌勻，轉中火略煮片刻即可。

特別推薦　荷葉丹參山楂茶

材料：乾山楂20克，丹參15克，荷葉10克

做法：砂鍋中注入適量清水燒開，倒入備好的藥材，攪拌均勻，用小火煮20分鐘，至藥材析出有效成分，攪拌片刻盛出，濾入杯中即可。

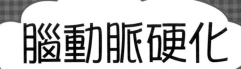

腦動脈硬化

腦動脈硬化是由各種因素導致的腦動脈變性和硬化的總稱，症狀為頭暈、頭痛、記憶力減退等。

◎ **對症藥材**

赤芍、紅花、川芎、桃仁、蒲黃、當歸、五靈脂

◎ **對症食材**

海帶、大蒜、洋蔥、金橘、蜂蜜

● 對症食療

| 決明子 | 牛膝 | 苦丁茶 | 雞腿 | 當歸 | 白芍 |

特別推薦　決明子苦丁茶

材料：炒決明子、牛膝、苦丁茶各5克，砂糖適量

做法：將炒決明子、牛膝、苦丁茶洗淨，放進杯中；加入沸水沖泡10分鐘，加入砂糖調味即可。

特別推薦　川芎當歸雞

材料：雞腿150克，當歸15克，白芍10克，川芎5克，薑片少許，鹽、雞粉、料酒各適量

做法：將雞腿洗淨斬塊，汆水撈出；鍋中注水燒開，倒入備好的藥材、薑片、雞腿塊、料酒，燒開後用小火煮40分鐘，放入鹽、雞粉，略煮入味即可。

心臟疾病對症調養速查

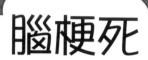

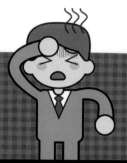

腦梗死

腦梗死是由於腦組織局部供血動脈血流的突然減少或停止，而造成腦組織缺血、缺氧、壞死，症狀有頭痛、頭暈、耳鳴、半身不遂等。

◎ 對症藥材

天麻、石決明、鉤藤、地龍、靈芝、生地、玄參、黃芪

◎ 對症食材

冬瓜、玉米、南瓜、橘子、無花果、絲瓜、鱔魚

● 對症食療

    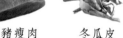

靈芝　　　天麻　　　紅棗　　　豬瘦肉　　　冬瓜皮　　　鹽

 特別推薦 靈芝天麻茶

材料：靈芝20克，天麻15克，紅棗5克

做法：砂鍋中注入適量清水燒開，將備好的靈芝、天麻倒入鍋中，攪拌均勻，用小火煮30分鐘，至藥材析出有效成分，攪拌片刻即可。

 特別推薦 冬瓜皮瘦肉湯

材料：豬瘦肉200克，冬瓜皮30克，鹽、雞粉各少許

做法：將豬瘦肉洗淨切丁，汆水撈出；鍋中注水燒開，放入冬瓜皮、瘦肉丁，拌勻，煮沸後用小火煲煮約40分鐘，至食材熟透，加入鹽、雞粉調味，轉中火略煮至湯汁入味即成。

心臟調養特效穴位速查

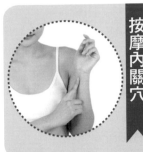

按摩內關穴

取穴方法：位於前臂掌側，腕遠端橫紋上2寸，掌長肌腱與橈側腕屈肌腱之間。

按摩方法：用拇指指尖或指甲尖垂直掐按穴位，有特別酸、脹、微痛的感覺，先左後右，各掐按1～3分鐘。

功效：寧心安神、和胃理氣，主治心痛、心悸等症。

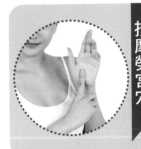

按摩勞宮穴

取穴方法：掌區，橫平第3掌指關節近端，第2、3掌骨之間偏於第3掌骨取穴。

按摩方法：手平伸，掌心向上，以另手大拇指指甲尖垂直掐按，有刺痛感，先左後右，各掐按1～3分鐘。

功效：清心瀉熱、開竅醒神，主治中風昏迷、心痛。

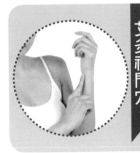

艾灸神門穴

取穴方法：仰掌，豌豆骨的橈側緣，即尺側腕屈肌腱附著於豌豆骨的橈側，掌後橫紋上。

艾灸方法：掌心朝上，點燃艾條，取神門穴，艾火距皮膚2～3公分燻烤15分鐘，以紅潤溫熱舒適為度。

功效：安神通絡，主治心煩、驚悸、健忘等症。

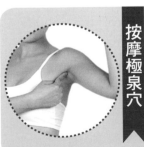

按摩極泉穴

取穴方法：位於上臂外展，腋窩正中，腋動脈搏動處。

按摩方法：以中指之間按壓穴位，有特別酸痛的感覺，先左後右，各按揉1～3分鐘。

功效：有通絡強心、清瀉心火的作用，主治心痛，咽乾、煩渴，脅肋疼痛，肩臂疼痛等。

心臟調養特效穴位速查

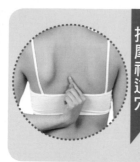

按摩神道穴

取穴方法：在背部後正中線上，第5胸椎棘突下凹陷處。

按摩方法：將大拇指指尖放於神道穴上，順時針微用力揉按2~3分鐘，以局部皮膚發紅為宜。

功效：寧神安心，清熱平喘，主治心悸、肩背疼痛、咳喘、增生性脊椎炎、神經衰弱、瘧疾等。

按摩百會穴

取穴方法：在頭頂正中心，兩耳角直上連線的中點處。

按摩方法：用中指指腹按揉百會穴，至感到酸脹，由輕到重，順時針揉動20次。

功效：安神定志、益壽延年，主治頭痛、眩暈、中風、老年癡呆、精神分裂症、失眠、高血壓等。

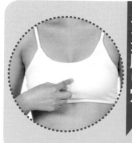

艾灸膻中穴

取穴方法：胸部正中線上，當兩乳頭中間，平第四肋間隙。

艾灸方法：取坐位，將艾條一端點燃，用雀啄灸灸治膻中，灸10～15分鐘，以皮膚紅暈為度。

功效：活血通絡、清肺止喘，主治胸痛、腹痛、呼吸困難、咳嗽、心悸、心絞痛、乳腺炎等。

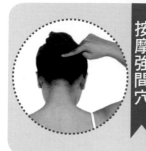

按摩強間穴

取穴方法：從腦部後面正中開始長頭髮的地方直上4寸處。

按摩方法：將食指中指併攏，兩指指腹放於強間穴上揉按3分鐘。

功效：醒神寧心、平肝息風，主治頭痛、頭暈、項強、心煩、失眠、腦膜炎等。

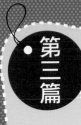

第三篇 肝臟自我調養隨身查

　　清代醫學家周學海在《讀醫隨筆》中說：「醫者善於調肝，乃善治百病。」由此可見，肝臟對人體健康具有重要意義。肝臟是人體內最大的解毒器官，人體內的毒物、廢物、有損肝臟的藥物等必須依靠肝臟解毒。運用飲食養護肝臟，能很好地調理身體，起到養生和防治疾病的目的。

　　木章介紹了肝臟的飲食調養原則，並提醒人們遠離生活中的傷肝因素。書中對肝臟有特效調養作用的食材、藥材及穴位進行了詳細講解，對於生活中常見的肝臟疾病，也分別介紹了其病症，對症的中藥材、食材及食療。

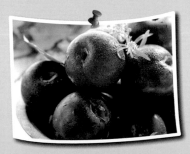

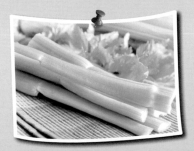

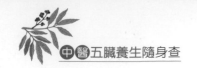肝臟調養飲食原則速查

綠色食物能養肝

綠色食物是人體的「清道夫」，其所含的各種維生素和礦物質，能幫助體內毒素排出，更好的保護肝臟，還可明目，對老年人眼乾、眼痛，視力減退等症狀，有很好的食療功效，對應食物如菠菜、苦瓜、綠豆、芹菜等。

控制熱量攝取，維持標準體重

足夠的熱量攝取才能維持身體內的蛋白質被妥善利用，但若攝取過多的熱量，反而容易引起脂肪肝，造成肝臟負擔；平日應攝取足夠的碳水化合物和適量脂肪。

多喝水排毒

多喝水可補充體液，增強血液循環，促進新陳代謝。多喝水還可促進腺體，尤其是消化腺和胰液、膽汁的分泌，以利消化、吸收和廢物的排除，減少代謝產物和毒素對肝臟的損害。通常來說，成人每天需飲水2000毫升，老年人以1500毫升為好。肥胖者因體內水分比正常人少15%~20%，所以，每日飲水量需達到2200~2700毫升才符合健康標準。

最科學的飲水方式是：平均每3個小時攝入300~500毫升；飲用水的最佳選擇是白開水、礦泉水及清淡的茶水等，不要以各種碳酸飲料、糖水來代替飲水。

多食酸味食物能養肝

酸味入肝，適當吃酸食可促進食欲，有健脾開胃的功效，並可增強肝臟功能，提高鈣、磷元素的吸收，如山楂、烏梅、葡萄等。

忌吃「垃圾」食品

避免吃發黴或隔夜的食物，少吃刺激、辛辣、添加過多人工香料、防腐劑及燻烤的食品，春季時氣候潮濕，要多加注意食物的保存方式。

生活中的「傷肝」因素速查

過度服藥傷肝

古人云：「是藥三分毒。」《黃帝內經》中將藥分為大毒、常毒、小毒、無毒。可見藥物對於用藥者來說就如同一把「雙面刃」。在藥物對人體的傷害中，肝臟受到的傷害最大。這是因為肝臟是人體最大的解毒器官，人多數藥物進入人體後都要在肝臟中進行代謝，不僅加重了肝臟的負擔，有的還會直接影響肝臟。

久坐不動傷肝

關節、肌腱、韌帶屬於肝系統，是肝臟賴以疏泄條達的結構基礎、重要通道。對著電腦、電視，或是在車上久坐不動，令許多人關節肌腱韌帶僵硬，失去柔韌靈活，使肝疏泄條達系統內的通道不暢通。所以，我們經常會覺得，坐久了不運動，人就會感覺鬱悶或脾氣暴躁，所以說「久坐傷肝」。

七情鬱結傷肝

人有七情五志，也就是喜、怒、哀、樂這些情緒，這些情志的抒發也靠肝臟。肝氣鬱結或快或慢會反映出一系列身體疾病：胃痛、腹痛、頭痛、胸悶、月經不調、子宮肌瘤、色斑、高血脂、脂肪肝、高血壓等。一般人往往經不起多次大怒激憤的情緒衝擊，會導致肝氣橫逆、肝陽暴漲，所以，養肝需注意情志的調節。

過度飲酒傷肝

醫學證實，少量飲酒有利於通經、活血、化瘀和肝臟陽氣之升發，但不能貪杯過量。要知道肝臟代謝酒精的能力是有限的，多飲會傷肝。據醫學研究表明，體重60公斤的健康人，每天只能代謝60克酒精，若超過限量，就會影響肝臟健康，甚至造成酒精中毒，危及生命。

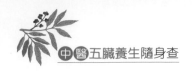

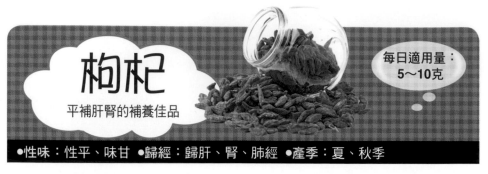

枸杞

平補肝腎的補養佳品

每日適用量：5～10克

●性味：性平、味甘 ●歸經：歸肝、腎、肺經 ●產季：夏、秋季

　　枸杞富含維生素B_1、維生素B_2、維生素C、甜菜鹼、胡蘿蔔素、鐵、亞油酸、酸漿果紅素等成分，枸杞能保肝、降血糖、軟化血管、降低血液中的膽固醇、甘油三酯水準，對脂肪肝和糖尿病患者有一定的療效。枸杞適合與菊花、鵪鶉等食物搭配食用，可滋陰補腎、疏風清肝，但不宜與含有鞣質的食物同食。

● 應用指南

豬肝　　　　黃芪　　　　枸杞　　　　雞肝　　　鵪鶉蛋　　　枸杞

特別推薦

參芪枸杞豬肝湯

材料：豬肝300克，黃芪15克，枸杞15克，黨參10克，鹽適量

做法：豬肝洗淨切片；黨參、黃芪洗淨，放入煮鍋，加6碗水以大火煮開，轉小火熬約20分鐘，放入枸杞、豬肝片，待水沸騰，加鹽調味即可。

特別推薦

枸杞鵪鶉雞肝湯

材料：雞肝150克，鵪鶉蛋150克，枸杞10克，生薑3片，鹽2克

做法：雞肝洗淨切片，枸杞洗淨；鵪鶉蛋煮熟剝去蛋殼；生薑去皮，洗淨，切片。將鵪鶉蛋、雞肝、枸杞、生薑一起加水煮5分鐘，調入鹽，煮至入味即可。

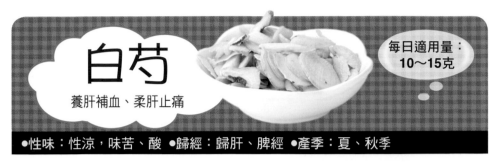

白芍

養肝補血、柔肝止痛

每日適用量：
10～15克

●性味：性涼，味苦、酸　●歸經：歸肝、脾經　●產季：夏、秋季

　　白芍為著名的傳統常用中藥材，東漢《神農本草經》將其列為中品，記有「主邪氣腹痛，除血痺，破堅積，寒熱疝瘕，止痛，利小便，益氣」。白芍中所含的白芍總苷具有抗炎和調節免疫功能等藥理作用，臨床上用於類風濕性關節炎及老年病的治療，效果較好。白芍宜與黃芪、當歸等藥材搭配服用，可疏肝和胃、補氣活血。

● 應用指南

鯽魚　　　　紅豆　　　　白芍　　　　豬瘦肉　　　黃芪　　　　白芍

特別
推薦
白芍紅豆鯽魚湯

材料：鯽魚1條，紅豆50克，白芍10克，鹽適量

做法：鯽魚洗淨；紅豆洗淨，泡發；白芍洗淨，放入鍋內，加水煎10分鐘，取汁；另起鍋，放鯽魚、紅豆及白芍藥汁，加適量水清燉，燉至魚熟豆爛，加鹽調味即可。

特別
推薦
歸芪白芍瘦肉湯

材料：豬瘦肉60克，黃芪20克，白芍10克，鹽適量

做法：當歸、黃芪、白芍分別洗淨；豬瘦肉洗淨，切塊；鍋置火上，注入適量清水，將當歸、黃芪、白芍與豬瘦肉一起放入鍋內，燉熟，最後加鹽調味即可。

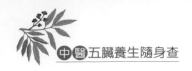

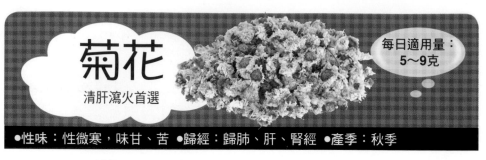

菊花

清肝瀉火首選

每日適用量：
5～9克

●性味：性微寒，味甘、苦 ●歸經：歸肺、肝、腎經 ●產季：秋季

菊花是我國傳統常用中藥材，是味道甘甜的明目解熱佳品，《神農本草經》中把菊花列為藥之上品，認為「久服利血氣，輕身耐老延年」。菊花具有平肝明目、散風清熱、鎮咳止痛的功效，可用於頭痛眩暈、目赤腫痛、風熱感冒等症狀，對肝病患者有較好的效果。菊花適宜與茯苓、綠茶等搭配服用，可清熱疏風、養肝明目。

● 應用指南

羊肝　　　菊花　　　　薑　　　　茯苓　　　菊花　　　綠茶

特別推薦

菊花羊肝湯

材料：羊肝200克，菊花50克，薑片、蔥花各適量，料酒5毫升，鹽2克，胡椒粉1克

做法：菊花洗淨浸泡；羊肝洗淨切片，汆水；鍋內加油燒熱，下薑片煸出香味，注水，加入羊肝片、胡椒粉、鹽、料酒煮至湯沸，下菊花、蔥花煲至熟即可。

特別推薦

茯苓清菊茶

材料：茯苓7克，菊花5克，綠茶2克，礦泉水少許

做法：茯苓磨粉，加少許礦泉水攪拌均勻，成汁；菊花、綠茶洗淨；將茯苓汁、菊花、綠茶放入杯中，用300毫升左右的開水沖泡即可。

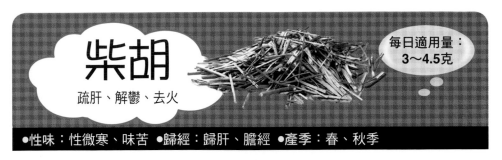

柴胡

疏肝、解鬱、去火

每日適用量：3～4.5克

●性味：性微寒、味苦 ●歸經：歸肝、膽經 ●產季：春、秋季

柴胡是疏肝、解鬱、去火的良藥。始載於《神農本草經》，列為上品。現代研究表明，柴胡具有鎮靜、鎮痛作用，適宜感冒發熱、寒熱往來、瘧疾患者；肝氣不疏、陽氣不升引起的胸脅脹痛、月經不調、子宮脫垂、脫肛患者服用。柴胡適宜與蟬花、枸杞、熟地等藥材搭配服用，可滋補肝腎、清肝明目。

● 應用指南

羊肉片　　青江菜　　柴胡　　　豬肝　　　柴胡　　　熟地

特別推薦 柴胡枸杞羊肉湯

材料：羊肉片200克，青江菜200克，柴胡15克，枸杞10克，鹽5克

材料：柴胡沖淨，放入煮鍋中加4碗水熬高湯，熬到約剩3碗，去渣留汁；青江菜洗淨切段；枸杞放入高湯中煮軟，羊肉片、青江菜入鍋，待肉片熟，加鹽調味即可。

特別推薦 柴胡解鬱豬肝湯

材料：豬肝180克，柴胡15克，熟地12克，蟬花10克，紅棗6顆，薑適量，鹽6克

做法：柴胡、蟬花、熟地、紅棗洗淨；豬肝洗淨，切片、醃漬；柴胡、蟬花、熟地、紅棗、薑片放入瓦煲內，注水，煲2小時，放入豬肝滾熟，加鹽調味即可。

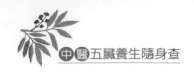
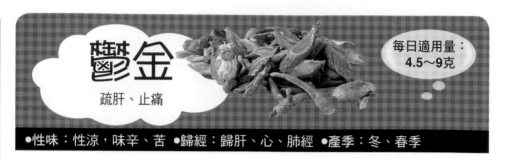

鬱金

疏肝、止痛

每日適用量：
4.5～9克

●性味：性涼，味辛、苦　●歸經：歸肝、心、肺經　●產季：冬、春季

　　《本草經疏》中記載：「鬱金本入血分之氣藥，其治已上諸血證者，正謂血之上行，皆屬於內熱火炎，此藥能降氣，氣降即是火降，而共性又入血分，故能降下火氣，則血不妄行」。鬱金具有活血止痛、行氣解鬱、清心涼血、利膽退黃的功效，適用於肝鬱脅痛屬氣血鬱滯者，表現為胸脅滿悶和脹痛。

● 應用指南

烏雞　　　鬱金　　　田七　　　　雞腿　　　黑豆　　　鬱金

特別推薦

田七鬱金燉烏雞

材料：烏雞500克，鬱金9克，田七6克，大蒜、薑、蔥各少許，鹽5克

做法：田七洗淨，切粒；烏雞肉洗淨；鬱金、大蒜、薑洗淨，切片；蔥洗淨，切段；烏雞抹薑、蔥、鹽，把田七、鬱金放入雞腹內放入鍋中，注入300毫升清水，用大火煮50分鐘即成。

特別推薦

鬱金黑豆燉雞

材料：雞腿1隻，黑豆150克，牛蒡100克，鬱金10克，鹽5克

做法：黑豆洗淨浸泡；牛蒡削皮，洗淨，切塊；雞腿剁塊，汆水；黑豆、牛蒡、鬱金下鍋，加6碗水煮沸，轉小火燉15分鐘，下入雞肉續燉30分鐘，加鹽調味即可。

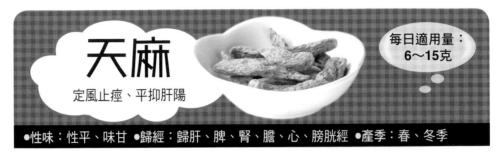

天麻

定風止痙、平抑肝陽

每日適用量：
6～15克

●**性味**：性平、味甘 ●**歸經**：歸肝、脾、腎、膽、心、膀胱經 ●**產季**：春、冬季

　　天麻是善於調和諸藥的補氣良藥，具有平肝潛陽、息風定驚的作用，為治頭暈目眩的要藥，主治眩暈、頭風頭痛、肢體麻木、抽搐拘攣、半身不遂、語言蹇澀、急慢驚風、小兒驚癇動風等症。天麻單用不如與其他藥物合用的效果好，可與茯苓、枸杞、黃精等藥材搭配服用，能有平肝養腎、息風降壓的作用。

● 應用指南

魚頭　　　　天麻　　　　枸杞　　　　　乳鴿　　　　天麻　　　　黃精

 特別推薦 天麻魚頭湯

材料：魚頭1個，天麻15克，枸杞10克，茯苓2片，蔥適量，米酒1湯匙，薑5片，鹽適量
做法：將天麻、茯苓洗淨，入鍋加水5碗，熬成3碗湯；魚頭用開水汆燙；將魚頭和薑片放入煮開的天麻、茯苓湯中，待魚煮熟後，放入枸杞、米酒、蔥段、鹽，稍煮片刻即可。

 特別推薦 天麻黃精燉乳鴿

材料：乳鴿1隻，天麻、黃精、枸杞各少許，蔥段、薑片、鹽各適量
做法：乳鴿洗淨，汆水；天麻、黃精、枸杞洗淨泡發；蔥洗淨切段；燉盅注水，放天麻、黃精、枸杞、乳鴿，大火煮沸後改小火煲3小時，放入蔥段，加鹽調味即可。

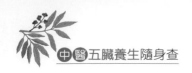
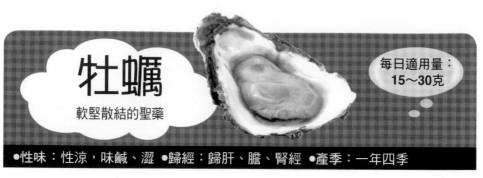

牡蠣

軟堅散結的聖藥

每日適用量：
15～30克

●性味：性涼，味鹹、澀 ●歸經：歸肝、膽、腎經 ●產季：一年四季

牡蠣肉具有滋陰、養血、補五臟、活血等功效，所含豐富的牛磺酸有保肝利膽作用，這也是防治孕期肝內膽汁淤積症的良藥；所含的蛋白質中有多種優良的氨基酸，這些氨基酸有解毒作用，可除去體內的有毒物質。牡蠣適宜與青椒、韭菜、松子等食物搭配食用，可補肝益腎，但不宜與南瓜、葡萄等同食，會影響吸收。

● 應用指南

鯖魚

牡蠣

鹽

牡蠣肉

豆腐

韭菜

特別推薦 龍骨牡蠣燉魚湯

材料：鯖魚1條，龍骨50克，牡蠣50克，蔥段適量，鹽2克

做法：龍骨、牡蠣洗淨，入鍋加1500毫升水熬成高湯，撈棄藥渣；魚洗淨、切段，拭乾，炸至酥黃，放入高湯中，熬至湯汁呈乳黃色時，加蔥段、鹽調味即成。

特別推薦 牡蠣豆腐湯

材料：牡蠣肉、豆腐各100克，韭菜50克，雞蛋1個，蔥段、鹽、芝麻油、高湯各適量

做法：牡蠣肉洗淨；豆腐洗淨，切絲；韭菜洗淨，切末；雞蛋打入碗中備用；起油鍋，將蔥熗香，放高湯、牡蠣肉、豆腐絲、鹽，煲至入味；下韭菜末、雞蛋，淋入芝麻油即可。

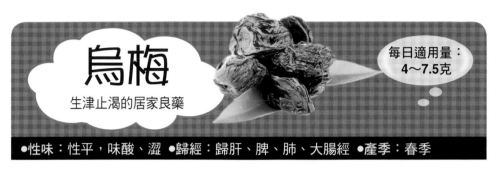

烏梅

生津止渴的居家良藥

每日適用量：
4～7.5克

●**性味**：性平，味酸、澀　●**歸經**：歸肝、脾、肺、大腸經　●**產季**：春季

　　烏梅的酸味可刺激唾液分泌，生津止渴，常用來治療口渴多飲的消渴（如糖尿病）及熱病口渴、咽乾等。梅子中含多種有機酸，有改善肝臟功能的作用，故肝病患者宜食之。此外，梅子中的梅酸可軟化血管，推遲血管硬化，具有防老抗衰作用。烏梅宜與鯉魚、銀耳等食物搭配食用，可補脾益胃、收斂生津，但不宜與豬小排同食，會影響吸收。

● 應用指南

鯉魚　　　銀耳　　　烏梅　　　　　烏梅　　　紅糖　　　冰糖

特別推薦

烏梅銀耳鯉魚湯

材料：鯉魚300克，銀耳100克，烏梅6顆，薑3片，鹽適量
做法：鯉魚洗淨，煎至金黃；銀耳泡發，切成小朵，和鯉魚一起放入燉鍋，加水適量；加入烏梅，以中火煲1小時，待湯色轉成奶白色，加鹽調味即可。

特別推薦

烏梅汁

材料：烏梅10顆，冰糖適量
做法：烏梅洗淨，備用；湯鍋上火，加入適量清水，大火煮開；轉小火慢慢燉煮，至湯汁煮成濃縮汁、梅肉化開為止，加少許冰糖調味即可。

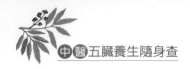

特效食材、藥材速查

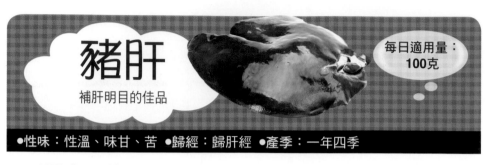

豬肝

補肝明目的佳品

每日適用量：
100克

●性味：性溫、味甘、苦 ●歸經：歸肝經 ●產季：一年四季

　　所謂「以形補形」，吃豬肝自然對肝臟有好處。豬肝含有豐富的營養物質，常食可預防眼睛乾澀、疲勞，可調節和改善貧血患者造血系統的生理功能，還能幫助去除人體中一些有毒成分。豬肝適宜與白菜、金針菇、蕃茄等食物搭配食用，可促進營養物質的吸收，但不宜與山楂、青椒等同食，會破壞維生素C。

● 應用指南

豬肝　　　　小白菜　　　　鹽　　　　　　豬肝　　　　金針菇　　　　蕃茄

特別推薦 **豬肝湯**

材料：豬肝300克，小白菜段、薑絲、鹽、米酒、芝麻油、澱粉各適量

做法：豬肝洗淨，切片，沾澱粉後汆燙，撈出備用；燒開3杯水，水開後投入小白菜、鹽、薑絲，再把豬肝加入，稍沸熄火，淋上米酒及芝麻油即可。

特別推薦 **蕃茄豬肝湯**

材料：豬肝150克，金針菇50克，蕃茄1個，雞蛋1個，鹽5克，醬油5毫升

做法：豬肝洗淨，切片，汆水；蕃茄洗淨，切塊；金針菇洗淨；雞蛋打散；鍋上火，加油，下豬肝、金針菇、蕃茄，加水煮10分鐘，淋入蛋液，調入鹽、醬油調味即可。

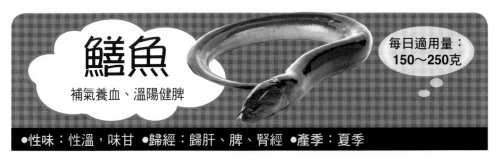

鱔魚

補氣養血、溫陽健脾

每日適用量：
150～250克

●性味：性溫，味甘 ●歸經：歸肝、脾、腎經 ●產季：夏季

　　鱔魚富含蛋白質、鈣、磷、鐵、煙酸、維生素B$_1$、維生素B$_2$及少量脂肪，是脂肪肝患者的理想食品，所含維生素A能保護肝臟、增進視力，促進皮膚的新陳代謝。常吃鱔魚有很強的補益功能，特別對身體虛弱、病後及產後之人更為有益。鱔魚適宜與木瓜、蓮藕、青椒等食物搭配食用，使營養更全面。

● 應用指南

鱔魚

蘑菇

土茯苓

鱔魚

苦瓜

枸杞

特別推薦

鱔魚土茯苓湯

材料：鱔魚、蘑菇各100克，土茯苓、赤芍各10克，當歸8克，鹽、米酒各適量

做法：鱔魚洗淨，切小段；蘑菇洗淨；將全部材料與適量清水置於鍋中，以大火煮沸，轉小火煮20分鐘，加調味料拌勻即可。

特別推薦

鱔魚苦瓜枸杞湯

材料：鱔魚300克，苦瓜40克，枸杞10克，高湯適量，鹽少許

做法：鱔魚洗淨切段，汆水；苦瓜洗淨，去籽切片；枸杞洗淨備用。淨鍋上火倒入高湯，下入鱔段、苦瓜、枸杞，燒開，調入鹽，煲至熟即可。

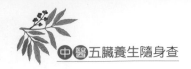

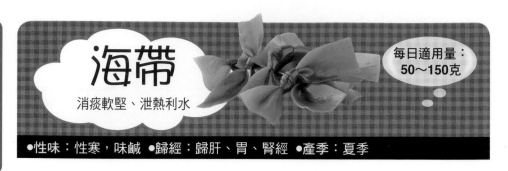

海帶

消痰軟堅、泄熱利水

每日適用量：
50～150克

●性味：性寒，味鹹 ●歸經：歸肝、胃、腎經 ●產季：夏季

海帶沒有熱量，可降低膽固醇吸收，減少脂肪肝、肝硬化等的發生率，對於預防肥胖症也頗為有益。常吃鱔魚還有很強的補益功能，對身體虛弱、病後及產後之人更為明顯。海帶適宜與黑木耳、冬瓜、排骨等食物搭配食用，可排毒素、促進營養吸收，但不宜與咖啡、柿子等同食，會降低營養。

● 應用指南

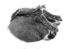

| 瘦肉 | 海帶 | 海藻 | 排骨 | 海帶 | 黃酒 |

特別推薦

海帶海藻瘦肉湯

材料：瘦肉350克，海帶、海藻各適量，鹽6克

做法：瘦肉洗淨，切塊，汆水；海帶洗淨，切片；海藻洗淨。將瘦肉、海帶、海藻放入鍋中，加入清水，燉2小時，調入鹽即可。

特別推薦

海帶燉排骨

材料：排骨200克，海帶50克，蔥段、薑片、黃酒、鹽、白糖各適量

做法：海帶泡發，洗淨，切絲；排骨洗淨，斬塊；鍋燒熱，下排骨煸炒，加入黃酒、鹽、白糖、蔥段、薑片和清水，燒至排骨熟透，加入海帶燒至入味即可。

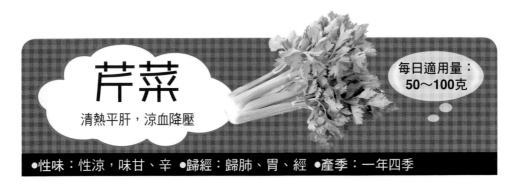

芹菜

清熱平肝，涼血降壓

每日適用量：50～100克

●性味：性涼，味甘、辛　●歸經：歸肺、胃、經　●產季：一年四季

　　芹菜具有清熱除煩、平肝、利水消腫、涼血止血的作用，對高血壓、頭痛、頭暈、暴熱煩渴、黃疸、水腫、小便熱澀不利、婦女月經不調、赤白帶下、痄腮等有食療作用。芹菜適宜與牛肉、蝦、蕃茄等食物搭配食用，可增強免疫力，但不宜與蛤蜊、螃蟹、蜆肉等食物食用，否則易導致腹瀉。

● 應用指南

　　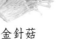　　　　

瘦肉　　　　　芹菜　　　　金針菇　　　　　　芹菜　　　　　瘦肉　　　　西洋參

特別推薦 **芹菜金針菇響螺豬肉湯**

材料：瘦肉300克，芹菜100克，金針菇50克，響螺肉適量，鹽、雞粉各5克

做法：瘦肉、響螺肉洗淨，切塊、汆水；金針菇、芹菜洗淨，切段；鍋中注水燒沸，放瘦肉、金針菇、芹菜、響螺肉，慢燉2小時，加鹽即可。

特別推薦 **芹菜苦瓜瘦肉湯**

材料：芹菜、瘦肉各150克，西洋參20克，鹽5克

做法：芹菜洗淨，切段；瘦肉洗淨，切塊，汆水；西洋參洗淨，切丁，浸泡。將芹菜、瘦肉、西洋參放入沸水鍋中，小火慢燉2小時，再改為大火，加入鹽調味，拌勻即可。

肝臟疾病對症調養速查

A肝

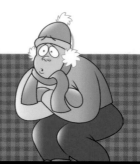

A肝是由A肝病毒引起的以肝臟炎症病變為主的傳染病，主要是經糞、口途徑傳播。臨床上表現為畏寒、發熱、疲乏噁心、肝腫大及肝功能異常等。

◎ 對症藥材

五味子、板藍根、連翹、大黃、何首烏、靈芝、白朮、薏米、紅花、鬱金

◎ 對症食材

西瓜、蕃茄、黃瓜、豆芽、綠豆、豬腰、藕粉、鴨子、西芹

● 對症食療

   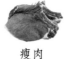

帶魚　　　女貞子　　　薑　　　　瘦肉　　　靈芝　　　黃芪

 特別推薦

女貞子蒸帶魚

材料：帶魚1條，女貞子20克，薑絲、蔥花各10克，鹽、料酒各適量

做法：帶魚洗淨，去內臟及頭鰓，切成段，加鹽、料酒、薑絲醃漬；女貞子洗淨。帶魚放入盤中入鍋蒸熟；下女貞子，加水再蒸20分鐘，下入蔥花即可。

 特別推薦

靈芝瘦肉湯

材料：瘦肉100克，靈芝30克，黃芪、黨參各15克，薑、蔥花各適量，鹽3克

做法：將黃芪、黨參、靈芝洗淨；豬肉洗淨，切塊；黃芪、黨參、靈芝與豬肉、生薑一起入鍋中，加適量水，文火燉至肉熟，加入鹽、蔥花調味即可。

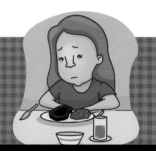

B肝

B肝是一種由B型肝炎病毒引起的疾病，主要通過血液、母嬰和性接觸傳播，主要臨床表現為面色晦暗或黝黑、食欲不振、噁心、腹脹、黃疸等。

◎ **對症藥材**
枸杞、茯苓、馬齒莧、芡實、白朮、板藍根、薄荷

◎ **對症食材**
蓮藕、鯽魚、鱖魚、豆腐、蕃茄、薺菜、豬瘦肉、奇異果

● 對症食療

垂盆草　　　粳米　　　冰糖　　　　五味子　　　山楂　　　冰糖

 特別推薦 垂盆草粥

材料：垂盆草30克，粳米30克，冰糖15克

做法：先將備好的垂盆草洗淨，放入砂鍋中，加水煎煮10分鐘左右，撈出藥草；藥汁與淘洗乾淨的粳米一同煮成稀粥，最後加入冰糖調勻即成。

 特別推薦 五味子降酶茶

材料：五味子5克，山楂3克，冰糖適量

做法：先將備好的五味子研成細末，倒入杯中備用；山楂洗淨，放入杯中；適量清水燒沸，沖入杯中；加蓋燜10分鐘左右，調入冰糖即可，代茶頻飲。

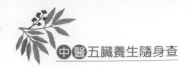
肝臟疾病對症調養速查

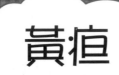
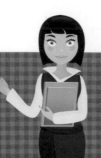

黃疸

黃疸是由於血清中膽紅素代謝障礙而引起血清內膽紅素升高致使皮膚、黏膜和/或鞏膜發黃的病症。主要症狀為皮膚、眼鞏膜等組織發黃，尿、痰、淚液及汗液也會變黃。

◎ 對症藥材

茵陳蒿、雞骨草、溪黃草、丹參、靈芝、金錢草、茯苓、陳皮

◎ 對症食材

甜瓜、豬肝、田雞、鯽魚、絲瓜、黃瓜、蘿蔔、西瓜

● 對症食療

花蛤　　　　茵陳　　　　鹽

紅糖　　　　茵陳　　　　生薑

特別推薦

茵陳炒花甲

材料：花蛤300克，茵陳30克，生薑、食用油、鹽、雞粉各適量

做法：將花蛤、茵陳洗淨備用；取鍋燒熱，入適量油，待油熱後下薑爆香，再下花蛤煸炒片刻；最後加茵陳及適量水，燒到花蛤熟時加入鹽、雞粉調味即可。

特別推薦

茵陳薑糖茶

材料：茵陳15克，生薑12克，紅糖30克

做法：將茵陳、生薑洗淨，生薑用刀拍碎；將茵陳、生薑一同放入淨鍋內，加水煮沸，最後加入紅糖，拌勻即可。

肝硬化

肝硬化是一種或多種病因長期或反復作用形成的彌漫性肝損害。肝硬化早期的症狀主要有食欲不振、全身無力、腹部滿脹、上腹部不適或隱痛等。

◎ **對症藥材**

柴胡、枳殼、蒼术、半枝蓮、車前子、黃芪、茯苓、桂枝、莪术、三棱

◎ **對症食材**

鯽魚、甲魚、蓮子、烏雞、兔肉、綠豆、鱖魚、薺菜、蓮藕、苦菜

● **對症食療**

蛤蜊　　　粉絲　　　黃芪

 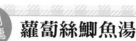

蘿蔔　　　鯽魚　　　半枝蓮

特別推薦 黃芪蛤蜊湯

材料：蛤蜊500克，粉絲20克，黃芪15克，茯苓10克，辣椒、薑、沖菜、鹽各少許，食用油適量

做法：將粉絲泡發；沖菜、辣椒洗淨切條；蛤蜊洗淨煮熟。起油鍋，爆香薑片、辣椒、沖菜絲，放水、蛤蜊、粉絲、黃芪、茯苓、鹽，煮熟即可。

特別推薦 蘿蔔絲鯽魚湯

材料：蘿蔔200克，鯽魚1條，半枝蓮30克，蔥段、薑片、鹽、胡椒粉、芝麻油、食用油各適量

做法：鯽魚洗淨；蘿蔔去皮洗淨，切絲；半枝蓮洗淨，裝入紗袋；起油鍋，蔥、薑下鍋熗香，下蘿蔔絲、水、鯽魚、藥袋煮熟；丟棄藥袋，調入鹽、胡椒粉、蔥花、芝麻油即可。

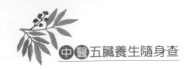
肝臟疾病對症調養速查

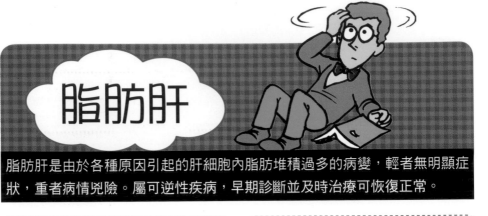

脂肪肝

脂肪肝是由於各種原因引起的肝細胞內脂肪堆積過多的病變，輕者無明顯症狀，重者病情兇險。屬可逆性疾病，早期診斷並及時治療可恢復正常。

◎ 對症藥材

山楂、何首烏、荷葉、薏米、決明子、菊花、枸杞

◎ 對症食材

海帶、玉米、大蒜、燕麥、蘋果、牛奶、洋蔥、紅薯、胡蘿蔔

● 對症食療

冬瓜　　　豆腐　　　蝦米　　　白菜　　　柴胡　　　鹽

特別推薦

冬瓜豆腐湯

材料：冬瓜200克，豆腐100克，蝦米50克，澤瀉15克，鹽、芝麻油、高湯適量

做法：冬瓜去皮瓤洗淨，切片；蝦米洗淨；豆腐洗淨，切片；澤瀉洗淨；淨鍋上火倒入高湯，調入鹽、雞粉，加入冬瓜、豆腐、蝦米煲至熟，淋入芝麻油即可。

特別推薦

柴胡白菜湯

材料：白菜200克，柴胡15克，鹽、雞粉、芝麻油各適量

做法：白菜掰開、洗淨；柴胡洗淨；鍋中放水，放入白菜、柴胡，用小火煮10分鐘，出鍋時放入鹽、雞粉，淋上芝麻油即可

肝癌

肝癌分為原發性肝癌和繼發性肝癌。肝癌的發生與已患肝臟疾病或生活習慣息息相關，如長期進食黴變食物、硒缺乏、長期酗酒等。

◎ 對症藥材

桑寄生、穿山甲、茵陳、虎杖、三棱、半枝蓮、田七、白芍

◎ 對症食材

香菇、無花果、蛤蜊、甲魚

● 對症食療

甲魚　　　無花果　　　西洋參　　　　　　香菇　　　平菇　　　綠花椰

特別推薦　西洋參甲魚湯

材料：甲魚500克，無花果20克，西洋參10克，紅棗3顆，鹽適量
做法：甲魚洗淨斬塊，汆水；西洋參、無花果、紅棗洗淨；鍋中加適量清水，煮沸後加入無花果、甲魚、西洋參、紅棗，大火煲開後轉小火煲3小時，加鹽即可。

特別推薦　美花菌菇湯

材料：香菇、平菇各100克，綠花椰、花菜各75克，雞脯肉50克，車前子15克、高湯適量，鹽4克
做法：將所有材料洗淨切好，淨鍋上火倒入高湯，下綠花椰、花菜、香菇、平菇、雞脯肉，煲至熟，加入鹽調味即可。

肝臟疾病對症調養速查

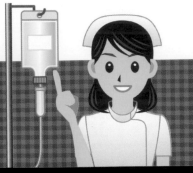

膽石症

膽石症是指發生在膽囊內的結石所引起的疾病，臨床主要症狀為膽絞痛、上腹隱痛、膽囊積液。

◎ 對症藥材

雞內金、金錢草、車前子、海金沙、玉米鬚、金銀花、菊花、山楂

◎ 對症食材

胡蘿蔔、茭白、白蘿蔔、冬瓜、絲瓜、梨、芹菜、海帶、豆芽、瘦肉、魚類

● 對症食療

乳鴿　　　洋蔥　　　海金沙　　　　　蚌肉　　　玉米鬚　　　生薑

特別推薦　**洋蔥燉乳鴿**

材料：乳鴿500克，洋蔥250克，海金沙、雞內金各10克，薑10克，食用油、鹽、高湯各適量

做法：乳鴿洗淨，切塊；洋蔥洗淨，切塊；海金沙、雞內金洗淨；薑切片。鍋中加油燒熱，下洋蔥片爆炒；下乳鴿，加高湯，用小火燉20分鐘，放鹽、胡椒粉調味即可。

特別推薦　**玉米鬚煲蚌肉**

材料：蚌肉150克，玉米鬚50克，生薑15克，鹽適量

做法：蚌肉及玉米鬚洗淨；生薑洗淨、切片；蚌肉、生薑和玉米鬚一同放入沙鍋，加水，小火燉煮1小時，最後加鹽調味即成，飲湯吃肉。

肝臟調養特效穴位速查

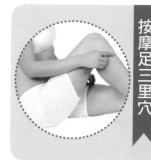

按摩足三里穴

取穴方法：位於外膝眼下3寸，脛骨外側約一橫指處。

按摩方法：用拇指指腹按壓足三里穴，指端附著皮膚不動，由輕漸重，連續用力按壓，以有酸脹感為度。

功效：疏肝理氣、通經止痛、強身定神，適用於肝炎患者。

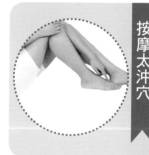

按摩太沖穴

取穴方法：位於足背側，當第1蹠骨間隙的後方凹陷處。

按摩方法：食指、中指合併，用兩指指尖揉按太沖穴，以順時針方向揉按各50～100次，力度以酸痛為宜。

功效：清肝瀉火、舒肝解鬱、調經和血、疏肝理氣，是治療肝病的特效穴。

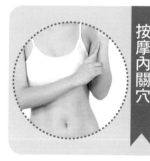

按摩內關穴

取穴方法：位於前臂，腕橫紋上2寸，橈側腕屈肌腱支掌長肌腱之間取穴。

按摩方法：取仰臥位，以一手拇指指腹按壓患者內關穴，用力均勻，持續5分鐘，使局部有酸重感為度。

功效：理氣、活血、止痛，適用於肝炎患者。

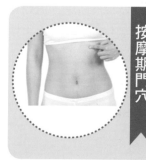

按摩期門穴

取穴方法：在胸部，第6肋間隙，前正中線旁開4寸。

按摩方法：醫者右手緊貼在右上腹，在前臂和腕關節的帶動下，環形並有節奏地連續按摩，呈順時針方向，用力要均勻，平均每分鐘80～100次，按摩時間為15分鐘左右。

功效：疏肝理氣、保健腸胃，適用於膽石症患者。

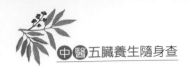

肝臟調養特效穴位速查

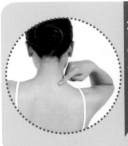

按摩肩中俞穴

取穴方法：位於背部，當第7頸椎棘突下，後正中線旁開2寸。

按摩方法：用中指指腹以適當的力量按壓穴位，至有酸脹感，左右各按揉1～3分鐘。

功效：解表宣肺、養肝明目，適用於脂肪肝患者。

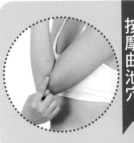

按摩曲池穴

取穴方法：屈肘，位於橫紋頭外端凹陷處，尺澤穴與肱骨外上髁連線之中點。

按摩方法：取仰臥位。醫者用大拇指指尖放在曲池穴上，其餘四指附於手臂上，由輕漸重揉按1～2分鐘。

功效：祛風解表、調理腸胃，適用於肝硬化患者。

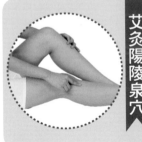

艾灸陽陵泉穴

取穴方法：膝蓋成直角時，外側腓骨小頭前下方凹陷處。

艾灸方法：患者取仰臥，雙手自然平放身體兩側，醫者找到一側陽陵泉穴，用艾條溫和灸法灸治10～15分鐘。

功效：疏肝理氣、活血通絡、疏調經脈，適用於膽石症患者。

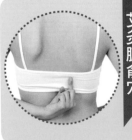

艾灸膽俞穴

取穴方法：背部，第10胸椎棘突下，後正中線旁開1.5寸。

艾灸方法：醫者找到雙側膽俞穴，將燃著的一個艾灸盒放於此穴上灸治10～15分鐘，至局部皮膚潮紅為止。

功效：理氣活血、疏肝利膽、清熱化濕，適用於肝炎、膽石症等患者。

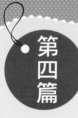

第四篇

脾胃自我調養隨身查

　　傳統中醫認為，脾胃為後天之本。因此，保養好脾胃是非常重要的。但在日常生活中，由於各種原因，大多數人的脾胃都不是非常健康，都會時常有些小問題。當您感覺脾胃有些許不適，但又不想去醫院，您就可以參考本篇的內容，通過調整飲食習慣、飲食方式來健脾養胃，也可通過合適的按摩來調理自己的脾胃。

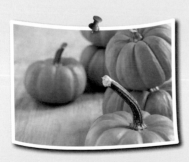

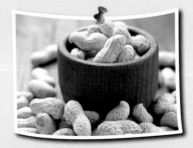

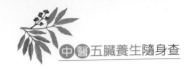

脾胃調養飲食原則速查

多吃甘味食物

《黃帝內經》中說「甘入脾」，也就是說，甘味的食物具有補中益氣、調和脾胃的作用，脾胃虛弱的人可適當多吃一些。性溫味甘的食物首選穀類，如糯米、玉米、黑米、高粱、燕麥等；另外，蔬果類如刀豆、南瓜、扁豆、紅棗、桂圓、核桃、栗子；肉魚類如牛肉、豬肚、鯽魚、花鯉、鱸魚、草魚、黃鱔、各種淡水魚蝦等都是健脾和胃的食物。人體從這些食物中吸取豐富營養素，可使脾臟強健。

多吃黃色食物

黃帝內經中說，黃色食物可入脾。所以，我們日常經常食用的蔬菜如南瓜、胡蘿蔔，水果如木瓜、芒果、橘子、楊桃、香蕉等，這些黃色食物適量多吃一些，都可以補脾、健脾。

飲食宜清淡

新鮮的蔬菜和水果中富含豐富的維生素C和礦物質，還有較多的纖維素，是非常健康的食物。新鮮蔬菜對保護心血管和防癌、防便秘有重要作用，每天的蔬菜攝入量應不少於250克。各種水果含有豐富的水溶性維生素和金屬微量元素，這些營養成分對於維持體液的酸鹼度平衡有很大的作用。另外，食用水果的時間也是有講究的，為了保持脾胃健康，最好在飯前一小時或飯後半小時吃水果。

多吃新鮮蔬菜和水果

朱丹溪在《茹淡論》中說：「胃為水穀之海，清和則能受；脾為消化之器，清和則能運。」又說，五味之過，損傷陰氣，饕餮厚味，化火生痰，是「致疾伐命之毒」。所以，飲食清淡是養胃健脾的重要飲食原則。

生活中的「傷脾傷胃」因素速查

暴飲暴食

古話說，「飲食自倍，腸胃乃傷。」由此可見，暴飲暴食者超過了體內正常的需要，會出現營養過剩、體內脂肪堆積的現象，時間久了就會導致氣衰、痰濕內生、損傷脾胃，造成腎中積熱，消穀耗液，致使五臟之陰液失其滋養，出現腎陰虛諸症。所以說，暴飲暴食對於脾胃的傷害非常大。

過食寒涼

盛夏炎熱，人們為了防暑降溫，往往控制不住對冷飲、冰品、冰啤酒等食物的攝入量，導致嚴重損害脾胃。雖然脾胃有「運水化濕」的功能，但時間一長，不僅發生胃寒噁心、脘腹脹滿、納食不香，且水穀精微之營養物質得不到輸送，於是會出現貧血、頭暈、心悸、失眠、水腫、腹瀉、咳嗽、痰白等諸多病症。

飲食不潔

飲食不潔，誤食毒物，尤其容易傷害脾胃。許多腸道疾病，如菌痢、腸炎、腹瀉、食物中毒等，大多是因為飲食不潔，傷害了脾胃所導致。因此，早在漢代，張仲景著《金匱要略》一書，就專設了「禽獸魚蟲禁忌」、「果實菜穀禁忌」等篇，以警戒世人。

偏食挑食

偏食挑食也是損傷脾胃的因素之一，俗話有「食不厭雜，飲食以養胃氣」。《黃帝內經》中說：「五味入胃，各歸其所喜，酸先入肝，苦先入心，甘先入脾，辛先入肺，鹹先入腎。」現在的很多孩子由於家長溺愛，偏食挑食的現象非常嚴重，而偏食挑食很容易導致營養攝入不均衡，不僅不利健康，還會傷害脾胃。

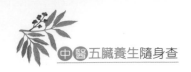

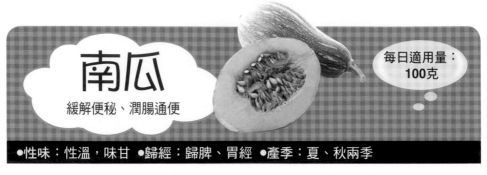

南瓜

緩解便秘、潤腸通便

每日適用量：100克

●性味：性溫，味甘 ●歸經：歸脾、胃經 ●產季：夏、秋兩季

　　南瓜含蛋白質、鉀、磷、鈣、鐵、鋅、鈷、碳水化合物、澱粉、胡蘿蔔素、維生素B_1、維生素B_2、維生素C和膳食纖維等，具有潤肺化痰、消炎止痛、降低血糖、驅蟲解毒等功效。南瓜中的纖維素可加速腸胃蠕動，緩解便秘，減少糞便中毒素對人體的危害，防止結腸癌發生。另外，南瓜中的胡蘿蔔素含量較高，可保護眼睛。

● 應用指南

南瓜

鱈魚

雞蛋

南瓜

馬鈴薯

蔥花

特別推薦 ## 南瓜蒸鱈魚

材料：南瓜150克，鱈魚100克，雞蛋2個，鹽1克

做法：南瓜洗淨，切片；雞蛋打散調勻；南瓜、鱈魚蒸熟，搗成泥放入蛋液中，放鹽，攪拌勻，用小火蒸8分鐘即可。

特別推薦 ## 南瓜馬鈴薯泥

材料：南瓜300克，馬鈴薯300克，蔥花少許，鹽2克，芝麻油3毫升

做法：南瓜和馬鈴薯去皮洗淨，切片，蒸熟，搗成泥；將馬鈴薯泥、南瓜泥裝入碗中，放蔥花、鹽、芝麻油攪拌均勻即可。

特效食材、藥材速查

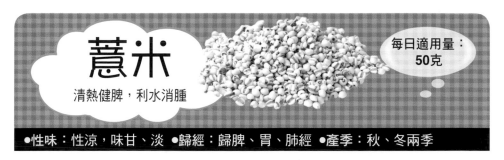

薏米

清熱健脾，利水消腫

每日適用量：
50克

● 性味：性涼，味甘、淡 ● 歸經：歸脾、胃、肺經 ● 產季：秋、冬兩季

　　薏米為禾本科植物薏苡的種仁，含有人體必需的氨基酸。薏米具有利水滲濕、解熱鎮靜、健脾止瀉等功效，是健脾的食療佳品。脾胃不佳者可經常食用薏米，具有很好的健脾、祛濕作用。另外，薏米還有增強人體免疫功能、抗菌抗癌的作用，還可入藥，用來治療水腫、腳氣、脾虛泄瀉，也可用於肺癰、腸癰等病的治療。

● 應用指南

| 薏米 | 小米 | 大米 | 紅薯 | 大米 | 薏米 |

 特別推薦 雜糧飯

材料：水發薏米、水發小米各100克，水發大米90克，燕麥70克，葡萄乾20克

做法：將大米、燕麥、葡萄乾、薏米、小米和適量清水倒入碗中，攪拌均勻，放入蒸鍋內，用小火煮30分鐘至食材熟透即可。

 特別推薦 薏米紅薯粥

材料：紅薯150克，水發大米140克，水發薏米100克，冰糖25克

做法：紅薯洗淨去皮，切丁；砂鍋中注入適量清水燒開，倒入大米、紅薯丁、薏米，攪拌均勻，燒開後用小火煮40分鐘至粥濃稠，放入適量冰糖，拌勻即可。

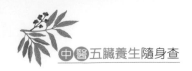
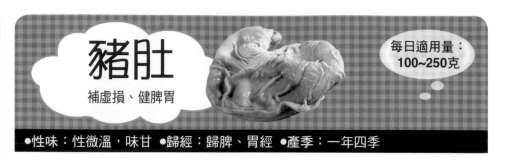

豬肚

補虛損、健脾胃

每日適用量：
100~250克

●性味：性微溫，味甘　●歸經：歸脾、胃經　●產季：一年四季

　　豬肚是豬的胃。豬肚中含有大量的鈣、鉀、鈉、鎂、鐵等元素及維生素A、維生素E、蛋白質、脂肪等成分。豬肚不僅可供食用，還有很好的藥用價值。經常食用豬肚具有補虛損、健脾胃的功效，脾虛腹瀉、虛勞瘦弱、尿頻或遺尿者可適量多食用。

● 應用指南

豬肚　　　　　荷蘭豆　　　　彩椒　　　　　　金針　　　　　豬肚　　　　　薑末

特別推薦

荷蘭豆炒豬肚

材料：熟豬肚150克，荷蘭豆100克，彩椒35克，薑、蒜、蔥各少許，鹽3克，食用油適量

做法：彩椒切塊，熟豬肚切片，荷蘭豆和彩椒汆水；起油鍋，放薑、蒜、蔥爆香，倒入豬肚炒勻，加生抽、荷蘭豆、彩椒、鹽炒勻即可。

特別推薦

金針豬肚湯

材料：水發金針200克，熟豬肚140克，蔥、薑各少許，鹽3克，料酒8毫升

做法：熟豬肚切條，泡發好的金針去蒂；砂鍋注水，放豬肚、薑末、料酒，用小火煮20分鐘，倒入金針，續煮15分鐘，加鹽攪勻，撒上蔥花即可。

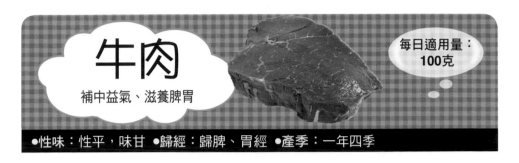

牛肉

補中益氣、滋養脾胃

每日適用量：
100克

●性味：性平，味甘 ●歸經：歸脾、胃經 ●產季：一年四季

牛肉含蛋白質、脂肪、維生素B_1、維生素B_2、鈣、磷、鐵，還含有多種特殊成分，如肌醇、黃嘌呤、次黃質、牛磺酸、肽類、氨基酸、尿酸、尿素氮等，有補中益氣、滋養脾胃、強健筋骨等多種功效。經常食用牛肉對虛損羸瘦、脾弱不運、水腫、腰膝酸軟、久病體虛等具有一定的食療作用。

● 應用指南

牛肉　　　青江菜　　　薑末　　　　牛肉　　　雞蛋　　　蔥花

特別推薦　青江菜炒牛肉

材料：牛肉100克，青江菜70克，薑末、蒜末、蔥段各少許，鹽3克，料酒3毫升，生抽5毫升，食用油適量

做法：青江菜洗淨，汆水；牛肉切片，醃漬。起油鍋，倒入牛肉炒鬆散，放薑、蒜、蔥、料酒、青江菜、生抽，炒熟即成。

特別推薦　滑蛋牛肉

材料：牛肉200克，雞蛋2個，蔥花、鹽、料酒、生抽、水澱粉、食用油各適量

做法：牛肉切片，加調料醃漬入味；雞蛋加鹽、雞粉、水澱粉，調勻。起油鍋，倒入牛肉，炒至變色，淋入料酒，倒入蛋液，撒入蔥花，炒香即成。

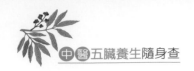
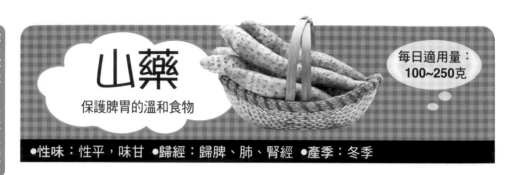

山藥

保護脾胃的溫和食物

每日適用量：100~250克

●性味：性平，味甘 ●歸經：歸脾、肺、腎經 ●產季：冬季

山藥含有甘露聚糖、膽鹼、多巴胺、山藥鹼等成分，是最佳的補脾良藥，能促進腸胃蠕動，幫助消化及治療食欲不振、便秘等多種症狀，脾胃不佳者可多食用。另外，山藥還能祛風解毒、清虛熱、止渴止瀉，適用於脾虛食少、久瀉不止、肺虛喘咳、腎虛遺精、帶下、尿頻、虛熱消渴等。

● 應用指南

排骨　　　　山藥　　　　紅棗　　　　鯽魚　　　　山藥　　　　薑片

特別推薦 山藥排骨湯

材料：排骨400克，山藥200克，紅棗20克，薑片15克，鹽2克，料酒適量

做法：山藥去皮洗淨，切丁；排骨汆水；砂鍋注水燒開，放入紅棗、薑片、排骨、山藥，燒開，淋入料酒，小火燉40分鐘至熟，加鹽拌勻即可。

特別推薦 山藥蒸鯽魚

材料：鯽魚400克，山藥80克，薑片、蔥花、料酒各少許，鹽2克

做法：山藥切粒；鯽魚切花刀，醃漬，裝入盤中，撒上山藥粒，放上薑片，用大火蒸10分鐘，至食材熟透；取出蒸好的山藥鯽魚，夾去薑片，撒上蔥花即可。

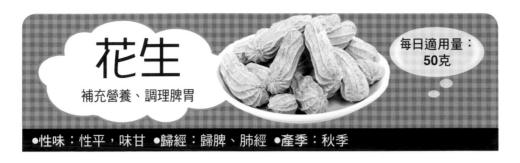

花生

補充營養、調理脾胃

每日適用量：50克

●性味：性平，味甘　●歸經：歸脾、肺經　●產季：秋季

　　花生由於營養價值高，吃了可延年益壽，故又稱為「長壽果」。它含有蛋白質、脂肪、碳水化合物、維生素A、維生素B_6、維生素E、維生素K，及礦物質鈣、磷、鐵等營養成分，可提供八種人體所需的氨基酸及不飽和脂肪酸，促進人體的新陳代謝、抗衰老，適用營養不良、脾胃失調等。

● 應用指南

黑豆　　　　花生米　　　牛奶　　　　　　銀耳　　　　牛奶　　　　花生

特別推薦 **黑豆花生牛奶豆漿**

材料：水發黑豆、水發花生米各150克，牛奶150毫升，白糖適量

做法：將洗淨的黑豆、花生米、牛奶倒入豆漿機中，榨取豆漿後用濾網將豆汁濾入碗中，煮沸後加入適量白糖攪勻即成。

特別推薦 **花生銀耳牛奶**

材料：水發銀耳150克，牛奶100毫升，花生80克

做法：將洗好的銀耳切塊，砂鍋中注水燒開，放入洗淨的花生米、銀耳，燒開後用小火煮20分鐘，倒入牛奶，拌勻煮沸即可。

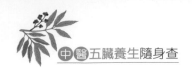

特效食材、藥材速查

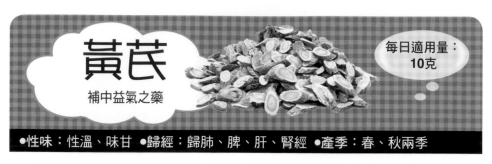

黃芪

補中益氣之藥

每日適用量：
10克

●性味：性溫、味甘 ●歸經：歸肺、脾、肝、腎經 ●產季：春、秋兩季

　　黃芪為豆科植物膜莢黃芪或蒙古黃芪的乾燥根，富含多種氨基酸、膽鹼、甜菜鹼、苦味素、黏液質、鉀、鈣、鈉、鎂、銅、硒、蔗糖、葡萄糖醛酸、葉酸等成分，是最佳的補中益氣之藥。黃芪具有補氣固表、利尿托毒等多種功效，主治氣虛乏力、食少便溏、中氣下陷、表虛自汗，適用於脾胃不佳所致的氣虛、乏力者。

● 應用指南

鯉魚　　　　蓮子　　　　黃芪　　　　　桂圓肉　　　黃芪　　　　紅棗

特別推薦 **黃芪鯉魚湯**

材料：鯉魚500克，蓮子40克，黃芪、砂仁、芡實各20克，薑、蔥各少許，料酒5毫升，鹽2克，食用油適量

做法：將鯉魚煎香；鍋中注水，放蓮子、黃芪、砂仁、芡實，用小火煮20分鐘，放入鯉魚、料酒、鹽，小火續煮15分鐘即可。

特別推薦 **黃芪桂圓甜湯**

材料：桂圓肉30克，黃芪20克，紅棗15克，冰糖適量

做法：砂鍋中注水燒開，倒入黃芪、紅棗、桂圓肉，燒開後用小火煮20分鐘，放入冰糖拌勻，略煮片刻即可。

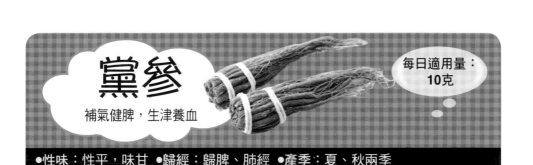

黨參

補氣健脾，生津養血

每日適用量：
10克

●性味：性平，味甘　●歸經：歸脾、肺經　●產季：夏、秋兩季

　　黨參為桔梗科植物黨參的乾燥根，含有葡萄糖、果糖、菊糖、蔗糖、磷酸鹽和17種氨基酸及皂苷、生物鹼、蛋白質、維生素B_1、維生素B_2和鉀、鈉、鎂、鋅、銅、鐵等14種礦物質，是常用的傳統補益藥，具有補中益氣、健脾益肺的功效，適合脾虛、氣血不足者食用。

● 應用指南

　　　　　　　　　　紅棗

蛤蜊　　　　黨參　　　　玉竹　　　　雞肉　　　　黨參　　　　紅棗

 特別
推薦　**黨參蛤蜊湯**

材料：蛤蜊400克，黨參10克，玉竹8克，薑、蔥各少許，鹽、雞粉各2克

做法：蛤蜊肉洗淨；鍋中注水燒開，倒入洗淨的玉竹、黨參，用小火煮15分鐘，放薑片、蛤蜊，用小火再煮10分鐘，放雞粉、鹽拌勻調味，最後撒入蔥花即可。

 特別
推薦　**黨參雞湯**

材料：雞肉300克，黨參10克，紅棗5枚，鹽2克，料酒適量

做法：雞肉汆水，撈出備用；砂鍋中注水燒開，放入洗淨的紅棗、黨參、雞塊、料酒，燒開後用小火燉1小時，加入少許鹽拌勻即可。

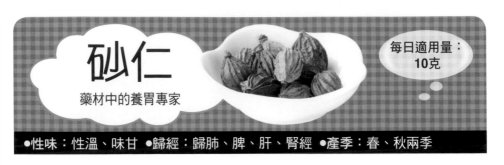

砂仁

藥材中的養胃專家

每日適用量：10克

●性味：性溫、味甘 ●歸經：歸肺、脾、肝、腎經 ●產季：春、秋兩季

砂仁為薑科植物陽春砂或縮砂的成熟果實或種子，為名貴中藥材，主要作用於人體的胃、腎和脾，能夠行氣調味、和胃醒脾，主治腹痛痞脹、胃呆食滯、噎膈嘔吐、寒瀉冷痢、妊娠胎動等症。砂仁所含的揮發油具有促進消化液分泌、增強胃腸蠕動的作用，並可排除消化管內的積氣。

● 應用指南

  　　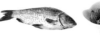

牛肚　　　砂仁　　　枳實　　　　鯽魚　　　砂仁　　　薑片

 特別推薦　牛肚砂仁養胃湯

材料：牛肚200克，薑片15克，枳實7克，砂仁5克，料酒8毫升，鹽2克，胡椒粉少許

做法：牛肚切條；砂鍋注水燒開，放薑片、枳實、砂仁、牛肚、料酒，燒開後小火燉1小時，放鹽、胡椒粉，拌勻即可。

 特別推薦　砂仁鯽魚湯

材料：淨鯽魚350克，砂仁12克，薑、蔥、鹽、胡椒粉、料酒、食用油各適量

做法：將鯽魚煎至兩面斷生；砂鍋中注水燒熱，放入砂仁，煮沸後轉小火煮15分鐘，放薑片、鯽魚、料酒，燒開後改小火煮15分鐘，調入鹽、胡椒粉，撒上蔥段即成。

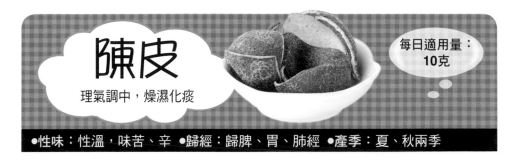

陳皮

理氣調中，燥濕化痰

每日適用量：10克

●性味：性溫，味苦、辛 ●歸經：歸脾、胃、肺經 ●產季：夏、秋兩季

　　陳皮為芸香科植物橘的果皮，含有橙皮苷、川陳皮素、檸檬烯等成分。陳皮不僅是鎮咳、化痰良藥，還具有理氣、健脾、燥濕的功效，主要用於治療脾胃氣滯之脘腹脹滿或疼痛、消化不良；濕濁阻中之胸悶腹脹、納呆便溏，痰濕壅肺之咳嗽氣喘等病症。

● 應用指南

烏梅　　　　冰糖　　　　陳皮　　　　大米　　　　綠豆　　　　陳皮

 特別推薦 **陳皮烏梅茶**

材料：烏梅40克，陳皮8克，冰糖20克

做法：砂鍋中注入適量清水燒開，倒入洗淨的陳皮、烏梅，用小火煮20分鐘，至藥材析出有效成分，放入冰糖，煮至溶化即可。

 特別推薦 **陳皮綠豆粥**

材料：大米150克，綠豆100克，陳皮10克，白糖少許

做法：鍋中注水燒熱，放入洗淨的陳皮，大火煮約3分鐘，放入洗好的大米和綠豆，煮沸後用小火續煮30分鐘，加入白糖煮化，拌勻即成。

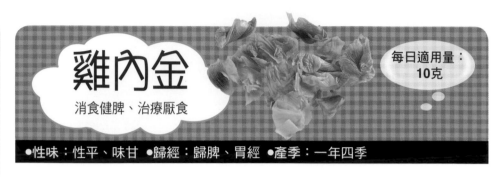

雞內金

消食健脾、治療厭食

每日適用量：10克

●性味：性平、味甘　●歸經：歸脾、胃經　●產季：一年四季

雞內金為雉科動物家雞的乾燥砂囊內膜，用於消化不良等症，效果極佳，故而以「金」命名。雞內金具有消積滯、健脾胃的功效，可治食積脹滿、嘔吐反胃、瀉痢、消渴。臨床上用於治療消化不良，尤其適宜於因消化酶不足而引起的胃納不佳、積滯脹悶、反胃、嘔吐、大便稀爛等。

● 應用指南

大米

紅豆

雞內金

白茅根

雞內金

白朮

特別推薦 **雞內金紅豆粥**

材料：水發大米100克，水發紅豆50克，蔥花少許，雞內金少許

做法：砂鍋中注水燒開，倒入備好的雞內金、紅豆、大米，煮開後用小火煮30分鐘，攪拌均勻，撒上蔥花即可。

特別推薦 **雞內金茅根湯**

材料：白茅根15克，雞內金10克，白朮8克，薑片少許

做法：砂鍋中注水燒開，倒入備好的雞內金、白朮、茅根、薑片，燒開後用小火煮20分鐘至藥材析出有效成分，拌勻即可。

山楂

消食化積、活血散瘀

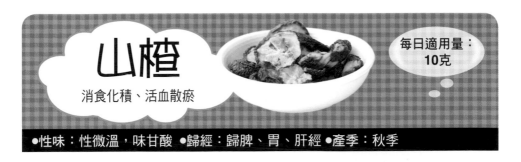

每日適用量：
10克

●性味：性微溫，味甘酸 ●歸經：歸脾、胃、肝經 ●產季：秋季

　　山楂為薔薇科植物山楂或野山楂的果實，含槲皮素、金絲桃苷、綠原酸、山楂酸、檸檬酸、苦杏仁苷等成分，具有消食化積、行氣散瘀的功效，是老少皆宜的消食健胃佳品。山楂可解膩，尤其適合食用過多油膩食物導致腸胃不適、消化不良者。

● 應用指南

| 雪梨 | 山楂 | 冰糖 | 山楂 | 薏米 | 蜂蜜 |

特別推薦　雪梨山楂湯

材料：雪梨90克，山楂80克，冰糖40克

做法：雪梨和山楂分別洗淨，去核，切小塊，倒入注水的鍋中，用大火煮沸，轉小火煮約3分鐘，加適量冰糖拌勻即成。

特別推薦　山楂薏米水

材料：山楂60克，水發薏米50克，蜂蜜10毫升

做法：山楂洗淨，切小塊；砂鍋中注水燒開，倒入洗好的薏米、山楂，攪拌勻，用小火煮20分鐘，盛入碗中，待稍涼後倒入蜂蜜，攪勻即可。

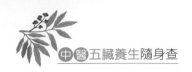

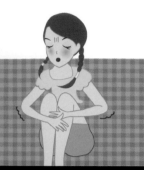

脾胃疾病對症調養速查

慢性胃炎

慢性胃炎是指不同病因引起的各種慢性胃黏膜炎性病變，最常見的症狀是上腹疼痛和飽脹。空腹時比較舒適，飯後不適。多數患者有黃、白色厚膩舌苔，上腹部有壓痛。

◎ **對症藥材**

車前草、蒲公英、甘草、黃芪、黨參、白朮、大黃、丹參、川芎、人參等

◎ **對症食材**

小米、黑米、羊肉、冬瓜、白菜、芹菜、紅薯、花菜、豆芽、茼蒿、蘿蔔等

● **對症食療**

| 黃豆 | 小米 | 蔥花 | 羊肉塊 | 白蘿蔔 | 薑片 |

特別推薦
小米黃豆粥

材料：黃豆80克，小米50克，蔥花少許，鹽2克

做法：砂鍋中注水燒開，倒入黃豆、小米，攪拌均勻，大火燒開，小火煮30分鐘，加鹽，拌勻入味，盛出，撒上蔥花即可。

特別推薦
清燉羊肉湯

材料：羊肉塊350克，白蘿蔔150克，薑片、鹽、胡椒粉、料酒各適量

做法：白蘿蔔洗淨去皮，切段；羊肉汆水。砂鍋注水燒開，倒入羊肉、薑片、料酒，燒開後用小火燉1小時，倒入白蘿蔔，小火煮20分鐘，加鹽、胡椒粉調味即可。

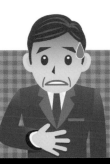

急性胃炎

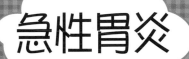

急性胃炎是由不同病因引起的胃黏膜急性炎症，主要症狀有上腹飽脹、腹痛、食欲不振、噯氣、噁心、嘔吐、腹瀉，嚴重者脫水或休克等。

◎ 對症藥材

神曲、山楂、萊菔子、陳皮、茯苓、柴胡、白芍、枳殼、香附等

◎ 對症食材

雞蛋湯、蒸雞蛋羹、優酪乳、粥、麵湯、烤麵包乾、瘦肉泥等

● 對症食療

馬齒莧

黃豆芽

鹽

蓮藕

山楂

冰糖

特別推薦 **馬齒莧炒黃豆芽**

材料：馬齒莧100克，黃豆芽100克，鹽2克，食用油適量

做法：黃豆芽洗淨，汆水；起油鍋，倒入馬齒莧、黃豆芽，翻炒片刻，加鹽，炒勻即可。

特別推薦 **山楂藕片**

材料：蓮藕150克，山楂50克，冰糖30克

做法：蓮藕洗淨去皮，切片；山楂切小塊。鍋中注水燒開，放入藕片、山楂，煮沸後用小火燉煮約15分鐘，倒入冰糖煮化，拌勻即成。

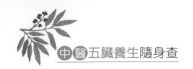

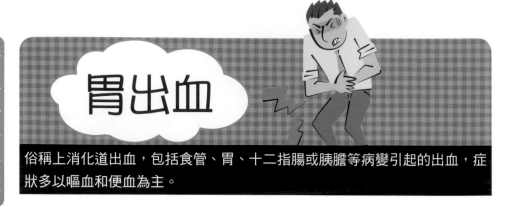

胃出血

俗稱上消化道出血，包括食管、胃、十二指腸或胰膽等病變引起的出血，症狀多以嘔血和便血為主。

◎ **對症藥材**

生地黃、山藥、白茅根、茜草、小薊、菊花、燈心草、三七、白及等

◎ **對症食材**

流質食物、米湯、藕粉、牛奶、西瓜等

● **對症食療**

 大米　　 草魚片　　 紫菜　　 花生　　 牛奶　　 黃豆

 特別推薦 **紫菜魚片粥**

材料：大米100克，草魚片80克，水發紫菜50克，鹽3克，料酒3毫升，薑絲、胡椒粉少許

做法：將草魚片加調味料醃漬入味；砂鍋注水燒開，倒入大米煮熟，倒入紫菜、薑絲、鹽、胡椒粉、魚肉片，煮熟即成。

 特別推薦 **花生牛奶豆漿**

材料：花生100克，牛奶100毫升，黃豆50克，冰糖適量

做法：將黃豆、花生米洗淨，放入豆漿機中，倒入牛奶，打成豆漿，用濾網濾取豆漿，煮沸，調入冰糖拌勻即可。

胃癌

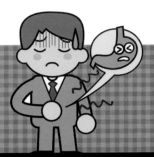

胃癌多因幽門螺桿菌感染，是飲食、環境、遺傳因素及消化性潰瘍治療不當癌變所造成的，常見症狀有上腹部疼痛、食慾減退、嘔血黑便等。

◎ **對症藥材**

黃連、白芍、黃芪、桂枝、大黃等

◎ **對症食材**

鵪鶉、羊肉、雞肉、鴨肉、石斑魚、鯽魚、豬血、蘑菇、茄子、南瓜等

● 對症食療

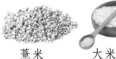

薏米　　　　大米　　　玫瑰花　　　　玉米碎　　　松子　　　　鹽

 特別推薦 **玫瑰薏米粥**

材料：水發薏米80克，大米50克，玫瑰花6克

做法：砂鍋中注水燒開，放入洗淨的玫瑰花、大米、薏米，大火燒開後改用小火煮30分鐘即可。

 特別推薦 **松子玉米粥**

材料：玉米碎100克，松子10克，鹽2克

做法：砂鍋中注水燒開，放入玉米碎，燒開後用小火煮30分鐘；放入松子，續煮10分鐘至食材熟透，加適量鹽拌勻即成。

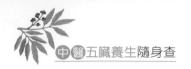

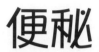
便秘

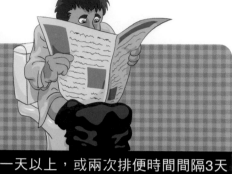

便秘是指排便間隔時間超過排便習慣一天以上，或兩次排便時間間隔3天以上。主要症狀為糞質堅硬，排便困難，伴有腹脹、腹痛、口臭及神疲乏力等。

◎ **對症藥材**
肉蓯蓉、大黃、黃連等

◎ **對症食材**
粳米、苦瓜、黃瓜、海帶、洋蔥、菠菜、銀耳、火龍果、香蕉、奇異果、葡萄等

● **對症食療**

玉米粒

黑米

蕎麥

豬血

大米

韭菜

特別推薦 **黑米雜糧飯**

材料：鮮玉米粒90克，黑米、蕎麥、綠豆、燕麥各40克

做法：所有食材洗淨，裝入碗中，倒入適量清水；將裝有食材的碗放入燒開的蒸鍋中，用中火蒸40分鐘，至食材熟透，稍放涼即可食用。

特別推薦 **豬血韭菜粥**

材料：豬血200克，水發大米150克，韭菜60克，鹽2克，薑片少許

做法：韭菜洗淨，切段；豬血洗淨，切塊；砂鍋中注水燒開，倒入大米，大火煮沸後用小火煮30分鐘，放薑片、豬血塊、韭菜，煮熟後加少許鹽調味即成。

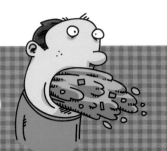

細菌性痢疾

由痢疾桿菌引起的常見急性腸道傳染病，以結腸化膿性炎症為主要病變，主要症狀有發冷、發熱、腹痛、腹瀉、噁心嘔吐、排黏液膿血樣大便等。

◎ 對症藥材

生地榆、紫花地丁、秦皮、川黃連等

◎ 對症食材

易於消化的流質、半流質食物，如粥、湯、麵條等

● 對症食療

苦瓜

馬蹄肉

蒜末

泥鰍

豆腐

蒜苗

特別推薦

苦瓜炒馬蹄

材料：苦瓜120克，馬蹄肉100克，蒜末、蔥花各少許，鹽3克，食用油適量

做法：馬蹄肉切片；苦瓜切片，加鹽醃漬後汆水；起油鍋，下蒜末爆香，放入馬蹄肉和苦瓜，快速炒熟，加鹽調味即成。

特別推薦

砂鍋泥鰍豆腐湯

材料：泥鰍200克，豆腐200克，蒜苗50克，薑適量，鹽、料酒、芝麻油、胡椒粉各少許

做法：將豆腐、蒜苗洗淨，切好；砂鍋注水燒開，加薑片、料酒、泥鰍、豆腐，撇去浮沫，放鹽、雞粉、胡椒粉、芝麻油，煮2分鐘，放入蒜苗，略煮片刻即可。

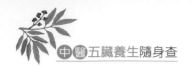

脾胃疾病對症調養速查

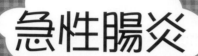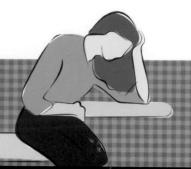

急性腸炎

急性腸炎患者多在不潔飲食後數小時內發病，主要症狀為噁心、嘔吐、腹痛、腹瀉，大便呈水樣，深黃色或帶綠色，穢臭，可伴有腹部陣發性絞痛。

◎ **對症藥材**
薏米、菊花、金銀花、黃連、秦皮、蒲公英等

◎ **對症食材**
生薑、蔥白、大蒜、胡椒、扁豆、馬蹄、莧菜、馬齒莧、綠豆、絲瓜、銀耳等

● **對症食療**

| 銀耳 | 蓮子 | 白糖 | 蘋果 | 奇異果 | 蜂蜜 |

 特別推薦　銀耳蓮子羹

材料：水發銀耳150克，水發蓮子80克，白糖5克

做法：將泡發洗好的銀耳切成小塊；砂鍋中注水燒開，放入蓮子、銀耳，燒開後用小火燉30分鐘，至食材熟軟，加白糖，煮至溶化，拌勻即可。

 特別推薦　蘋果奇異果汁

材料：蘋果90克，奇異果50克，蜂蜜適量

做法：蘋果、奇異果洗淨去皮，切丁；取榨汁機，倒入水果丁，加少許溫開水，榨取果汁，倒入杯中，調入蜂蜜，拌勻即可。

脾胃調養特效穴位速查

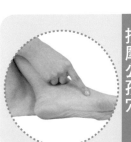

按摩公孫穴

取穴方法：把足大趾向上翹，足內側緣的腳弓最凹處即是公孫穴。

按摩方法：用拇指指尖垂直按揉穴位，有酸、麻、痛的感覺，左右各按揉1～3分鐘。

功效：健脾化濕、和胃理中，主治胃痛，嘔吐等。

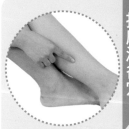

按摩漏谷穴

取穴方法：漏谷穴在小腿內側，找到內踝尖和陰陵泉，在其連線上從內踝尖向上取6寸即是。

按摩方法：用手指指腹端用力向下按壓，力道略重，左右各按揉1～3分鐘。

功效：健脾消腫，滲濕利尿，主治腹脹、腸鳴等。

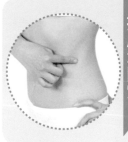

按摩章門穴

取穴方法：位於側腹部，當第11肋游離端的下方，找到第11肋游離端，於側腹部該肋骨的下方處即是。

按摩方法：用手掌魚際輕輕按摩穴位，力度適中，有脹痛的感覺，先左後右或同時進行，各按揉1～3分鐘。

功效：疏肝健脾，清利濕熱，主治腹痛、腹脹等。

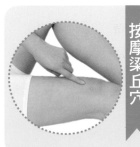

按摩梁丘穴

取穴方法：在膝上2寸間，下肢用力蹬直時，髕骨外上緣上方可見一凹陷即是。

按摩方法：坐式，下肢用力蹬直，用大拇指的指腹從上往下推按此穴1～3分鐘。

功效：調理脾胃，主治胃酸過多、胃痙攣、腹瀉等。

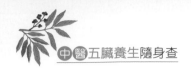
脾胃調養特效穴位速查

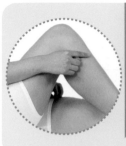

按摩足三里穴

取穴方法：屈膝成90°，由外膝眼（犢鼻穴）往下四橫指，小腿兩骨之間距頸骨約一橫指處即是。

按摩方法：坐式屈膝，用大拇指的指腹推按此穴1~3分鐘，先左後右。

功效：調理脾胃、補中益氣，主治嘔吐、腹脹等。

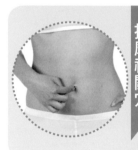

按摩神闕穴

取穴方法：肚臍眼中央處。

按摩方法：用中指指尖揉按或點按神闕穴，2~3分鐘。

功效：有健運脾胃，溫陽固脫的作用。主治腹痛、臍周痛、四肢冰冷、脫肛、便秘、小便不利等病。

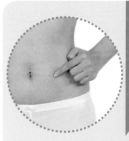

按摩大橫穴

取穴方法：五手指併攏，手指朝下，拇指放於肚臍處，小指邊緣平肚臍處即是。

按摩方法：用手指指尖垂直按揉穴位，有脹痛的感覺，左右各按揉1～3分鐘。

功效：有除濕散結、理氣健脾、通調腸胃的作用。

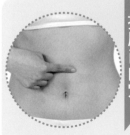

按摩商曲穴

取穴方法：找到臍中，往上取3橫指寬，再從中間取一橫指，其指邊緣穴位即是。

按摩方法：用手指指尖垂直下按穴位，力道略重，有熱痛感，左右各按揉1～3分鐘。

功效：健脾和胃、清熱降溫，主治胃炎、腸炎等。

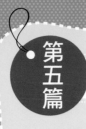

第五篇　肺部自我調養隨身查

　　中醫認為，肺為嬌臟，容易受外界邪氣影響，導致其宣發、肅降功能失調，人的氣機運行受阻，就會生病，最典型的症狀是咳嗽。但在日常生活中，人們完全可以運用食療和穴位刺激療法來調養自己的肺臟，維持身體健康。

　　本章首先介紹了肺臟的飲食調養原則，並列舉了生活中一些傷肺因素；接著列舉了對肺臟有特效調養作用的食材、藥材，並對穴位療法做了詳細的講解，最後，對生活中常見的肺臟疾病，分別介紹其病症，對症的中藥材、食材及食療法，便於患者更好地進行自我調養。

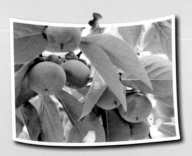

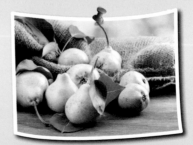

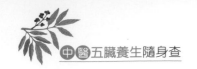

肺部調養飲食原則速查

多食辛味食物能養肺

《黃帝內經》記載：「辛入肺。」肺屬金，味主辛，中醫五行學說認為，火克金，火旺容易刑金，導致肺虛，應該多吃辛辣味養護肺氣。辛味食物，如生薑、大蒜等都具有增進食欲、祛風散寒、解毒殺菌的功效。由於辛味是入肺和大腸的，能宣發肺氣。氣行則血行，氣血瘀滯的人就要用辛味讓氣血流動起來，一潭死水變成活水，才能有生機。肺系統疾病最常見的是感冒，而感冒必用辛味來治療。風寒感冒需要辛溫的藥物來發汗，風熱感冒需要辛涼的藥物來解表。

白色食物能養肺

根據中醫五色對應五臟理論，白色食物與肺部對應，與肺同系統的器官有大腸、皮膚、喉嚨、支氣管等，為了防範秋燥對人體的影響，飲食方面應以「滋陰潤燥」為原則，以防秋燥傷陰。所以平日容易感冒，或是肺部和支氣管常感覺不舒服、易咳嗽的人，平時腸胃脆弱但又容易胖的人，以及膚色不佳的人，要多吃一些白色食物，如白蘿蔔、白菜、高麗菜、花椰菜、銀耳、甘蔗，中藥材有杏仁、山藥、茯苓、白芝麻、百合、白芍等。

養肺宜食滋陰食物

中醫認為，肺為嬌臟，易受燥邪致病，特別是在乾燥的秋季，更容易導致肺臟受損。所以有「肺臟宜潤不宜燥」之說。日常生活中，多進食一些滋潤的食物，有利於肺臟的健康和提高抗病能力，如銀耳、麥冬、百合等。

秋季增加喝水量

多喝水能潤肺，尤其是在乾燥的秋天，人的皮膚日蒸發水分在600毫升以上，因此，秋天必須補水。通常，秋季每天要比其他季節多喝水500毫升以上，才能保持肺臟與呼吸道的正常濕潤度，但要注意多次少量。

生活中的「傷肺」因素速查

吸煙傷肺

據國內外大規模的研究發現，吸煙者的肺癌發病率比不吸煙者高出很多倍，這說明吸煙與肺癌的發病有直接關係。另外，吸煙的時間越長，發病率越高，及時戒煙後可使肺癌發病迅速下降，通常情況下，戒煙兩年後發病率就與普通人一樣了。有的人戒煙幾年後肺部還是出現各種疾病，如慢性支氣管炎、肺結核等，那是因為之前吸太多煙早已導致了身體的損害，此時再戒煙就起不了太大的作用，因此，最好是在還未發生疾病的情況下戒煙。

環境污染

空氣污染對肺，乃至整個呼吸道系統的危害是綜合性的。汽車廢氣、油煙、粉塵、花粉、裝修後散發出的苯和甲醛等，都會傷害到肺，先是導致咳嗽、氣喘，嚴重的會引發如肺氣腫、慢阻肺、肺心病等一系列疾病。

悲傷肺

我們常說一個小孩子哭得「上氣不接下氣」，這就是因為悲傷而傷肺，肺氣損傷則需要更多空氣的補充，故表現為呼吸加快，也就是攝氣過程加快。我們還常見到，有時一個人悲哭過度過久，全身軟得像麵條一般，旁人拉都拉不起來，這就是全身之氣因為肺氣損傷而生虛損。從症狀來看，「悲傷肺」的主要症狀是呼吸氣短，咳嗽、有痰或無痰，全身乏力、怕冷、容易感冒，中醫稱之為「肺氣虛」。

過量運動

過量運動不僅達不到養生的目的，還會對身體不利。因為過量運動時，心臟輸出量不能滿足人體對氧的需要，使人體處於缺氧的狀態，脂肪不但不能被利用，還會產生一些不完全氧化的酸性物質，降低人體運動耐力。

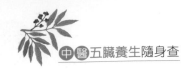
特效食材、藥材速查

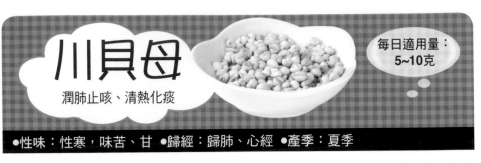

川貝母

潤肺止咳、清熱化痰

每日適用量：5~10克

●性味：性寒，味苦、甘 ●歸經：歸肺、心經 ●產季：夏季

　　川貝母有清熱化痰、潤肺止咳、散結消腫的功效，尤其是清熱潤肺療效顯著。常用於肺熱燥咳，乾咳少痰，陰虛勞嗽、咯痰帶血。除了止咳化痰功效，川貝母還能養肺陰、宣肺潤肺而清肺熱，是一味治療久咳痰喘的良藥。川貝母適宜與雞蛋、豆腐、冰糖等食物搭配食用，可滋陰潤肺、化痰止咳，但忌與烏頭、礬石、莽草等藥材合用，因藥性相反。

● 應用指南

雞蛋　　　　川貝　　　　鹽　　　　　豆腐　　　　川貝母　　　冰糖

特別推薦 **川貝燉雞蛋**

材料：雞蛋2枚，川貝6克，鹽少許
做法：川貝洗淨、瀝乾，研成粉末；雞蛋打入碗中，加少許鹽，攪拌均勻；將川貝粉均勻撒在雞蛋液中，放入蒸鍋，大火蒸6分鐘即可。

特別推薦 **川貝母燉豆腐**

材料：豆腐300克，川貝母10克，冰糖適量
做法：川貝母洗淨、瀝乾水分，打碎或研成粗米狀；豆腐放燉盅內，將川貝母、冰糖均勻撒在豆腐上，蓋好蓋，隔滾水文火燉約1小時即可。

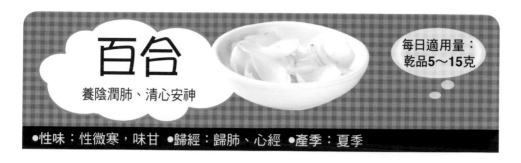

百合

養陰潤肺、清心安神

每日適用量：
乾品5～15克

●性味：性微寒，味甘　●歸經：歸肺、心經　●產季：夏季

百合具有養陰潤肺、清心安神、補中益氣、健脾和胃、清熱解毒、利尿、涼血止血的功效，適用於燥熱咳嗽、陰虛久咳、勞嗽痰血、虛煩驚悸、失眠多夢、精神恍惚等。百合適宜與白果、銀耳、蓮子、沙參等搭配服用，可滋陰潤肺、補氣養血，但不宜與蝦皮同食，因為會降低營養價值。

● 應用指南

			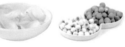		
白果	百合	銀耳	百合	蓮子	沙參

特別推薦　**銀耳百合湯**

材料：白果20克，水發百合10克，銀耳10克，冰糖5克

做法：白果洗淨；銀耳泡發洗淨，撕成小朵；水發百合洗淨。淨鍋上火，倒入水燒開，下入白果、銀耳、水發百合，調入冰糖，煲至熟即可。

特別推薦　**百合參湯**

材料：水發百合75克，水發蓮子30克，沙參10克，冰糖適量

做法：水發百合、水發蓮子均洗淨；沙參用溫水清洗；淨鍋上火，倒入礦泉水，調入冰糖，下入沙參、水發蓮子、水發百合，煲至熟即可。

特效食材、藥材速查

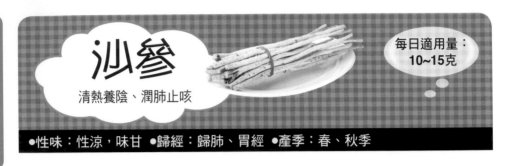

沙參

清熱養陰、潤肺止咳

每日適用量：
10~15克

●性味：性涼，味甘 ●歸經：歸肺、胃經 ●產季：春、秋季

　　沙參具有清熱養陰、潤肺止咳，有補陰、補肺氣、益肺胃、生津等作用，常用於治療諸如肺結核、肺虛燥咳，因熱病所引起的咽喉乾燥、口渴等，是一種很好的養肺中藥材。沙參適宜與豬肺、老鴨、玉竹等搭配食用，可潤肺生津、益氣補虛，但不宜與防己、藜蘆合用，會使藥性失效。

● 應用指南

 豬肺　　 沙參片　　 桔梗　　 老鴨　　 玉竹　　 北沙參

 特別推薦 **沙參豬肺湯**

材料：豬肺300克，沙參片12克，桔梗10克，鹽6克

做法：豬肺洗淨、切塊，鍋中注水燒沸，放入豬肺汆燙一下；沙參片、桔梗洗淨；淨鍋上火倒入水，調入鹽，下入豬肺、沙參片、桔梗，煲至熟即可。

 特別推薦 **玉竹沙參燜老鴨**

材料：老鴨1隻，玉竹、北沙參各15克，生薑、蔥花各適量，鹽3克

做法：將老鴨汆去血水，斬塊；北沙參洗淨，切塊；玉竹洗淨，切片；生薑去皮洗淨，切片。淨鍋上火，加入老鴨、玉竹、北沙參、生薑煨煮1小時，加鹽、蔥花調味即可。

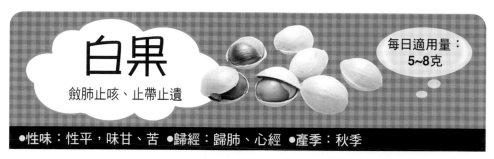

白果

斂肺止咳、止帶止遺

每日適用量：
5~8克

● 性味：性平，味甘、苦 ● 歸經：歸肺、心經 ● 產季：秋季

　　白果具有斂肺氣、定喘嗽、止帶濁、縮小便的功效，中醫將其歸類於止咳平喘藥。現代藥理研究發現，白果對多種類型的葡萄球菌、鏈球菌、白喉桿菌、炭疽桿菌、大腸桿菌、傷寒桿菌等均有不同程度的抑制作用，可治療呼吸道感染性疾病。白果適宜與雞蛋、玉竹等搭配食用，可斂肺定嗽，但不宜與草魚、鰻魚同食，會引起身體不適。

● 應用指南

雞蛋	白果	鹽	豬肝	白果	玉竹

特別推薦 **白果蒸雞蛋**

材料：雞蛋2個，白果5顆，鹽1小匙

做法：白果洗淨，去皮；雞蛋打散，加溫水、鹽，調勻成蛋汁，濾去浮沫，裝碗，加白果；鍋中加水，待水滾後轉小火隔水蒸蛋，每隔3分鐘左右掀一次鍋蓋，讓蒸氣溢出，保持蛋面不起氣泡，約蒸15分鐘即可。

特別推薦 **白果玉竹豬肝湯**

材料：豬肝200克，白果10克，玉竹10克，雞粉、鹽、芝麻油、高湯各適量

做法：豬肝洗淨，切片；白果、玉竹分別洗淨；淨鍋上火倒入高湯，下入豬肝、白果、玉竹，調入鹽、雞粉燒沸，淋入芝麻油即可。

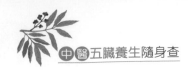
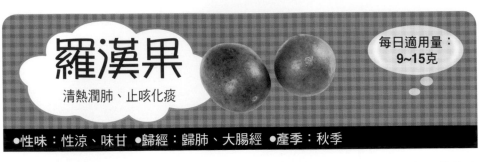

特效食材、藥材速查

羅漢果
清熱潤肺、止咳化痰

每日適用量：9~15克

●性味：性涼、味甘　●歸經：歸肺、大腸經　●產季：秋季

　　羅漢果有清熱潤肺、止咳化痰、潤腸通便之功效，主治百日咳、痰多咳嗽、血燥便秘等症，對於急性氣管炎、急性扁桃體炎、咽喉炎、急性胃炎都有很好的療效。用羅漢果少許，沖入開水浸泡，是一種極好的清涼飲料，既可提神生津，又可預防呼吸道感染。羅漢果適宜與金銀花、玄參、杏仁等搭配食用，可清熱潤肺。

● 應用指南

羅漢果　　　金銀花　　　玄參　　　　　　豬蹄　　　　　杏仁　　　　羅漢果

 特別推薦 **羅漢果銀花玄參飲**

材料：羅漢果半個，金銀花8克，玄參6克，薄荷3克，蜂蜜適量

做法：將所有藥材洗淨；鍋中加水600毫升，大火煮開，放入羅漢果、玄參煎煮2分鐘，再加入薄荷、金銀花煮沸，濾去藥渣，加蜂蜜調勻即可。

 特別推薦 **羅漢果杏仁豬蹄湯**

材料：豬蹄100克，杏仁、羅漢果各適量，薑片5克，鹽3克

做法：豬蹄洗淨，切塊，汆去血汙；杏仁、羅漢果洗淨；把薑片放進砂鍋中，注水燒開，放杏仁、羅漢果、豬蹄，大火燒沸，小火燉3小時，加鹽調味即可。

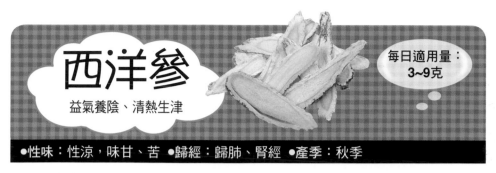

西洋參

益氣養陰、清熱生津

每日適用量：
3~9克

●性味：性涼，味甘、苦　●歸經：歸肺、腎經　●產季：秋季

西洋參具有益氣養陰、清熱生津的功效，主治肺虛久嗽、失血、咽乾口渴、虛熱煩倦，還可治療肺結核、傷寒、慢性肝炎、慢性腎炎、紅斑狼瘡、再生障礙性貧血、白血病、腸熱便血，年老體弱者適量服用也能增強體質、延年益壽。西洋參適宜與玉竹、蜂蜜、無花果等搭配服用，可滋陰潤肺，但不宜與茶葉合用，會破壞西洋參中的有效成分。

● 應用指南

玉竹　　　　蜂蜜　　　　西洋參　　　　甲魚　　　　無花果　　　　西洋參

特別推薦
玉竹西洋參茶

材料：玉竹20克，西洋參片3克，蜂蜜15毫升

做法：將玉竹、西洋參清洗乾淨，鍋中注入適量清水，大火煮開後，加入玉竹、西洋參片，轉小火煮10分鐘；濾渣，待溫涼後，加入蜂蜜，拌勻即可。

特別推薦
西洋參無花果甲魚湯

材料：甲魚500克，無花果20克，西洋參8克，紅棗3顆，薑、鹽各5克

做法：將甲魚放血，與清水入鍋煮沸，撈出，去表皮、內臟，洗淨汆水；藥材洗淨；瓦煲注水燒開後放入所有材料，煮沸後用小火煲熟，加鹽調味即可。

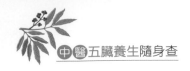
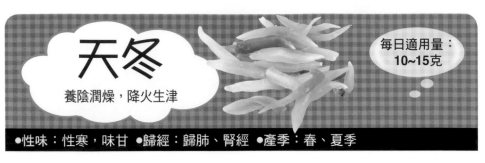

天冬

養陰潤燥，降火生津

每日適用量：
10~15克

●性味：性寒，味甘　●歸經：歸肺、腎經　●產季：春、夏季

天冬具有養陰生津、潤肺清心的功效，用於肺燥乾咳、虛勞咳嗽、津傷口渴、心煩失眠、內熱消渴、腸燥便秘、白喉、老年慢性氣管炎和肺結核患者，尤其有黏痰難以咳出，久咳而偏於熱者，可用天冬潤燥化痰和滋補身體。除此之外，可治療肺痿、肺癰。天冬適宜與銀耳、麥冬等搭配服用，可滋陰潤肺，但不宜與鯉魚、鯽魚合用，會降低營養價值。

● 應用指南

銀耳	天冬	紅棗	大米	天冬	麥冬

特別推薦　天冬銀耳滋陰湯

材料：銀耳50克，天冬、紅棗各15克，枸杞10克，冰糖適量

做法：銀耳用溫水泡開，洗淨，撕成小朵（去掉根部發黃的部分），加鹽放在清水中；藥材洗淨；湯鍋加水煮開，放入所以材料煮熟，再加入冰糖調味即可。

特別推薦　天冬米粥

材料：大米100克，天冬15克，麥冬10克，蔥花5克，白糖3克

做法：大米泡發洗淨；天冬、麥冬洗淨。鍋中注水，放入大米，以大火煮開；加入天冬、麥冬煮至粥呈濃稠狀，撒上蔥花，調入白糖拌勻即可。

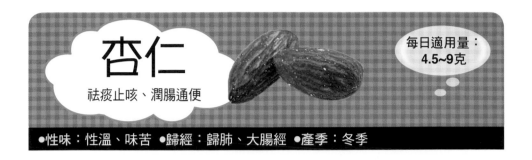

杏仁

祛痰止咳、潤腸通便

每日適用量：
4.5~9克

●性味：性溫、味苦　●歸經：歸肺、大腸經　●產季：冬季

　　杏仁具有祛痰止咳、平喘、潤腸的功效，對於因傷風感冒引起的多痰、咳嗽氣喘、大便燥結等症療效顯著，有一定的補肺作用，還有美容功效，能促進皮膚微循環，使皮膚紅潤光潔。杏仁適宜與魚腥草、桔梗、桑葉、菊花等搭配服用，可疏散風熱、宣肺止咳，但不宜與板栗同食，會引起胃痛。

● 應用指南

椰子　　　　雞腿肉　　　杏仁　　　　生魚　　　豬瘦肉　　　杏仁

特別
推薦
椰子杏仁雞湯

材料：椰子1個，雞腿肉60克，杏仁9克，鹽適量

做法：將椰子汁倒出；杏仁洗淨；雞腿肉斬塊，汆水，洗淨。淨鍋上火倒入椰子汁，下入雞塊、杏仁燒沸，煲至熟，調入鹽即可。

特別
推薦
西洋參無花果甲魚湯

材料：生魚300克，豬瘦肉150克，南、北杏仁各9克，紅棗5克，薑2片，鹽5克，食用油適量

做法：生魚下油鍋煎黃；豬肉汆水，撈出；南、北杏仁用溫水浸泡，去皮、尖；瓦煲注水煮沸，放入所有材料，煮沸後用文火煲熟，加鹽調味即可。

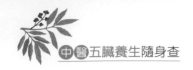

特效食材、藥材速查

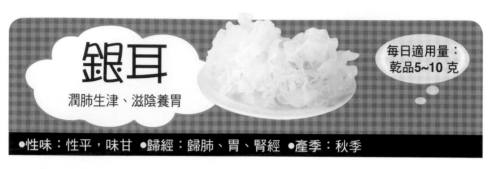

銀耳
潤肺生津、滋陰養胃

每日適用量：
乾品5~10 克

●性味：性平，味甘 ●歸經：歸肺、胃、腎經 ●產季：秋季

　　銀耳具有潤肺生津、滋陰養胃、益氣安神、強心健腦等作用，主治虛勞咳嗽、痰中帶血、津虧口渴、病後體虛、氣短乏力等症，對老年慢性支氣管炎、肺源性心臟病有一定療效。除此之外，常食銀耳還能美容潤膚、減肥。銀耳適宜與鴿子、胡蘿蔔、鳳梨等搭配食用，可滋陰潤肺、補血養虛，但不宜與菠菜同食，會破壞維生素C。

● 應用指南

鴿子　　　　銀耳　　　　胡蘿蔔　　　鳳梨　　　　銀耳　　　　紅棗

特別推薦 **鴿子銀耳胡蘿蔔湯**

材料：鴿子1隻，水發銀耳20克，胡蘿蔔20克，鹽5克

做法：鴿子洗淨、剁塊，汆水；水發銀耳洗淨，撕小朵；胡蘿蔔去皮，洗淨，切塊。湯鍋上火倒入水，下入鴿子、胡蘿蔔、水發銀耳，煲至熟，加鹽調味即可。

特別推薦 **鳳梨銀耳紅棗甜湯**

材料：鳳梨125克，水發銀耳20克，紅棗8顆，白糖10克

做法：鳳梨去皮，洗淨、切塊；水發銀耳洗淨，撕小朵；紅棗洗淨；湯鍋上火倒入水，下入鳳梨、水發銀耳、紅棗，煲至熟，調入白糖攪勻即可。

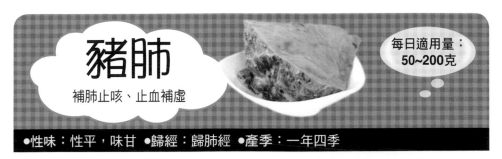

豬肺

補肺止咳、止血補虛

每日適用量：50~200克

●性味：性平，味甘　●歸經：歸肺經　●產季：一年四季

豬肺含蛋白質、脂肪、鈣、磷、鐵、B族維生素、煙酸等，具有補肺、止咳、止血的功效，主治肺虛咳嗽、咯血等。凡肺氣虛弱，如肺氣腫、肺結核、哮喘、肺痿等患者，以豬肺作為食療之品最為有益。豬肺適宜與南杏、蘿蔔、霸王花等搭配食用，可潤肺止咳、清熱化痰，但不宜與花菜、紅糖合用，會引起腹痛、嘔吐。

● 應用指南

豬肺　　　蘿蔔　　　花菇　　　　豬肺　　　瘦肉　　　霸王花

特別推薦 南杏蘿蔔燉豬肺

材料：豬肺200克，蘿蔔100克，花菇50克，鹽、雞粉少許，上湯適量

做法：豬肺處理乾淨，切大塊；花菇浸透洗淨；蘿蔔洗淨，切塊。將以上用料同上湯倒進燉盅，先後用大火、中火、小火隔水燉至熟，燉好後調味即可。

特別推薦 霸王花豬肺湯

材料：豬肺200克，瘦肉200克，霸王花50克，紅棗3顆，杏仁10克，薑適量，鹽3克

做法：霸王花浸泡洗淨；紅棗洗淨；豬肺、瘦肉洗淨切塊，焯水；燒鍋放薑片，將豬肺乾爆5分鐘；瓦煲注水煮沸，加材料文火煲3小時，加鹽調味即可。

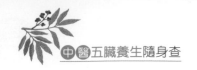

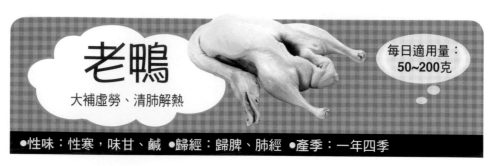

老鴨

大補虛勞、清肺解熱

每日適用量：50~200克

●性味：性寒，味甘、鹹 ●歸經：歸脾、肺經 ●產季：一年四季

鴨肉具有養胃滋陰、清肺解熱、大補虛勞、利水消腫之功效，用於治療咳嗽痰少、咽喉乾燥、陰虛陽亢之頭暈頭痛、水腫、小便不利。鴨肉不僅脂肪含量低，且所含脂肪主要是不飽和脂肪酸，能有保護心臟的作用。老鴨適宜與薄荷、冬瓜、薏米等搭配食用，可補肺生津、清熱利濕，但不宜與甲魚合用，會導致水腫、泄瀉。

● 應用指南

水鴨　　　薄荷　　　生薑　　　　冬瓜　　　鴨　　　紅棗

特別推薦　薄荷水鴨湯

材料：水鴨200克，薄荷50克，生薑10克，鹽7克，胡椒粉2克，雞粉3克

做法：水鴨洗淨，切塊，焯去血水；薄荷取嫩葉洗淨；起油鍋，下生薑、鴨塊炒乾，加水，倒入煲中煲30分鐘，再下入薄荷葉、調味料，調勻即可。

特別推薦　冬瓜薏米煲老鴨

材料：冬瓜200克，鴨1隻，紅棗、薏米各10克，薑、鹽、雞粉、胡椒粉、芝麻油各適量

做法：冬瓜洗淨，切塊；鴨洗淨，剁塊。起油鍋，爆香薑片，加水燒沸，下鴨焯燙後撈起，轉入砂煲內；放紅棗、薏米，燒開；下冬瓜，煲熟；加調味料拌勻即可。

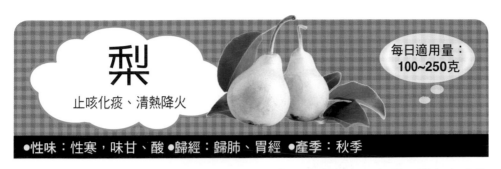

梨

止咳化痰、清熱降火

每日適用量：
100~250克

●性味：性寒，味甘、酸 ●歸經：歸肺、胃經 ●產季：秋季

　　梨因其鮮嫩多汁、酸甜適口，因此有「天然礦泉水」之稱。梨有止咳化痰、清熱降火、養血生津、潤肺去燥、潤五臟、鎮靜安神等功效，對咳嗽、高血壓、心臟病、口渴便秘、頭昏目眩、失眠多夢患者，有良好的食療作用。梨適宜與百合、蓮藕、柴胡等搭配服用，可清熱化痰、潤肺生津，但不宜與螃蟹同食，會引起腹瀉，損傷腸胃。

● 應用指南

鮮百合　　　白蓮藕　　梨　　　　　柴胡　　　梨　　　紅糖

特別推薦
百合蓮藕燉梨

材料：鮮百合200克，白蓮藕200克，梨2個，鹽少許

做法：鮮百合洗淨，撕小片；白蓮藕洗淨去節，切小塊；梨削皮切塊。把梨與白蓮藕放入清水中煲2小時，再加入鮮百合片，煮約10分鐘，下鹽調味即成。

特別推薦
柴胡秋梨湯

材料：柴胡6克，秋梨1個，紅糖適量

做法：柴胡、秋梨洗淨，秋梨去皮、去核，梨肉切成塊；柴胡、秋梨放入鍋內，加清水1200毫升，先用大火煮沸，改文火再煮15分鐘；濾渣，調入紅糖即可。

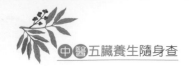

肺部疾病對症調養速查

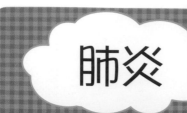

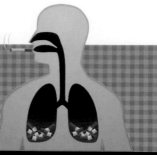

肺炎

肺炎是一種表現為發熱，呼吸急促，持久乾咳、可能伴有單側胸痛或深呼吸、咳嗽時胸痛，有小量痰或大量痰或痰中帶血的疾病。

◎ **對症藥材**

菊花、魚腥草、金銀花、桑葉、生地、百部、冬蟲夏草、牛蒡子、川貝

◎ **對症食材**

雞肉、蠶豆、燕麥、馬鈴薯、鮮棗、奇異果、柚子、鴨肉、甲魚

● **對症食療**

甲魚　　　生地　　　知母　　　　鴨肉　　　枸杞　　　冬蟲夏草

特別推薦
百部甲魚湯

材料：甲魚500克，生地25克，知母、百部、地骨皮各10克，薑片、料酒、鹽、豬油、雞湯各適量

做法：甲魚宰殺洗淨，斬塊；藥材裝袋紮緊；鍋中放甲魚肉、雞湯、調料燉煮片刻，加藥材袋，燉熟，去藥袋，加蔥、薑，淋豬油即可。

特別推薦
蟲草鴨湯

材料：鴨肉500克，枸杞10克，冬蟲夏草2克，鹽少許

做法：鴨肉洗淨，放入沸水中汆燙，撈出再沖淨；將鴨肉、冬蟲夏草、枸杞一起放入鍋中，加水至蓋過材料，大火煮開後轉小火續煮60分鐘；待鴨肉熟爛，加鹽調味即成

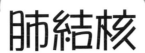
肺結核

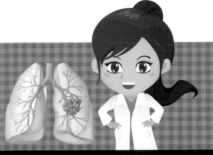

肺結核是由結核分枝桿菌引起的慢性傳染病，大多數患者常有午後低熱、盜汗等結核中毒的症狀，也會伴有咳嗽、咳白色黏痰、咯血、胸痛、呼吸困難、乏力等症狀。

◎ 對症藥材

百部、遠志、蒼朮、白及、淫羊藿、夏枯草、茯苓、人參、靈芝、黨參

◎ 對症食材

豬肺、銀耳、白果、薏米、燕麥、芝麻、黑木耳

● 對症食療

| 銀耳 | 雞蛋 | 玉竹 | 冬瓜 | 大米 | 白果 |

特別推薦　雞蛋銀耳漿

材料：銀耳50克，雞蛋1個，玉竹10克，豆漿、白糖各適量

做法：雞蛋打散，攪拌均勻；銀耳泡開，玉竹洗淨；將銀耳、玉竹與豆漿入鍋，加水適量同煮，煮好後沖入雞蛋液，再加白糖，拌勻即可。

特別推薦　冬瓜白果薑粥

材料：冬瓜250克，大米100克，白果30克，薑、蔥、鹽、胡椒粉各少許，高湯半碗

做法：白果去殼、皮；冬瓜去皮洗淨、切塊；大米洗淨、泡發；鍋中注水，放大米、白果煮至米開花；放冬瓜、薑、高湯，煮至粥成，加鹽、胡椒粉，拌勻，撒上蔥花即可。

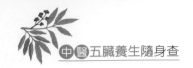

肺部疾病對症調養速查

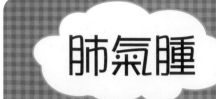

肺氣腫

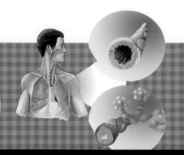

肺氣腫是指終末細支氣管遠端的氣道的彈性減退，過度膨脹、充氣和肺容積增大，或同時伴有氣道壁破壞的病理狀態。

◎ 對症藥材

魚腥草、桔梗、桑白皮、黨參、人參、沙參、冬蟲夏草、五味子、玉竹

◎ 對症食材

柳丁、柚子、梨、枇杷、香蕉、芝麻、青江菜、菠菜、莧菜、芹菜、蓮藕

● 對症食療

 排骨　　 桑白皮　　 杏仁　　 豬肺　　 瘦肉　　 款冬花

特別推薦　桑白潤肺湯

材料：排骨500克，桑白皮20克，杏仁10克，紅棗少許，薑絲適量，鹽少許

做法：排骨洗淨，斬段，汆水；桑白皮、紅棗洗淨；把排骨、桑白皮、杏仁、紅棗放入開水鍋內，大火煮沸後改小火煲2小時，加薑、鹽調味即可。

特別推薦　款冬花豬肺湯

材料：豬肺750克，瘦肉300克，款冬花20克，紅棗3顆，南杏仁、北杏仁、薑、鹽各少許，食用油適量

做法：款冬花、紅棗浸泡，洗淨；豬肺洗淨，切片；瘦肉洗淨，切塊；油鍋燒熱，入薑片、豬肺爆炒5分鐘，將清水煮沸後加入所有材料，煲3小時，加鹽調味即可。

肺膿腫

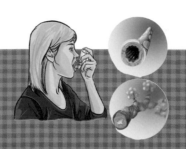

肺膿腫是由多種病原菌感染引起的肺組織化膿性炎症，從而導致組織壞死、液化形成膿腫，分為急性肺膿腫和慢性肺膿腫。

◎ **對症藥材**
魚腥草、蒲公英、金銀花、連翹、桔梗、桑白皮

◎ **對症食材**
菠菜、茼蒿、白蘿蔔、黃豆、豆腐、橘子、枇杷、梨子、核桃

● 對症食療

| 魚腥草 | 蒲公英 | 金銀花 | 金銀花 | 連翹 | 桔梗 |

 特別推薦

蒲公英銀花飲

材料：魚腥草30克，蒲公英20克，金銀花15克

做法：魚腥草、蒲公英、金銀花洗淨；把材料放進鍋中，加水1000毫升，水開後，再煮5分鐘，熄火，待涼後分2次當茶飲用。

 特別推薦

銀翹茶

材料：金銀花、連翹、桔梗、桑白皮各8克，蜂蜜適量

做法：金銀花、連翹、桔梗、桑白皮洗淨，將以上材料放入杯中，以開水沖泡，加蓋燜10分鐘，加入蜂蜜調味即可。

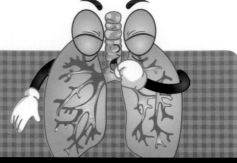

肺部疾病對症調養速查

肺癌是指原發生於支氣管上皮細胞的惡性腫瘤，臨床主要症狀為咳嗽、血痰或咯血、氣短或喘鳴、發熱、體重下降等。

◎ 對症藥材

冬蟲夏草、西洋參、燕窩、北沙參、百合、澤瀉、白芨、玉竹、白及、麥冬

◎ 對症食材

牡蠣、海蜇、黃魚、鴨肉、海參、山藥、青棗、奇異果、葡萄、花菜、大白菜

● 對症食療

冬蟲夏草 　　西洋參 　　枸杞 　　　燕窩 　　　白及 　　　玉竹

 特別推薦　**冬蟲夏草養肺茶**

材料：冬蟲夏草6克，西洋參片、枸杞各5克

做法：將冬蟲夏草研磨成粉末；枸杞泡發、洗淨。將冬蟲夏草、西洋參片、枸杞放入杯中，沖入約500毫升沸水，靜置數分鐘後即可飲用。

 特別推薦　**白及玉竹養肺飲**

材料：燕窩6克，白及、玉竹各5克，冰糖適量

做法：燕窩、玉竹泡發；白及略洗；將燕窩、白及、玉竹一同放入瓦鍋中，用小火燉爛，加適量冰糖，再燉片刻即可。每日早晚各服一次即可。

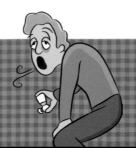

哮喘

哮喘是一種慢性支氣管疾病，呼吸氣道變得狹窄，因而導致呼吸困難，臨床主要症狀為呼氣性呼吸困難、發作性胸悶、咳嗽等。

◎ 對症藥材

麻黃、當歸、陳皮、佛手、香附、木香、天南星、紫菀、青皮

◎ 對症食材

雪梨、冰糖、雞肉、海蜇、鴨肉、燕窩、絲瓜、核桃

● 對症食療

瘦豬肉　　　　麻黃　　　　陳皮　　　　甘菊　　　　桔梗　　　　雪梨

特別推薦　麻黃陳皮瘦肉湯

材料：瘦豬肉200克，麻黃10克，陳皮3克，鹽適量

做法：陳皮、豬肉洗淨，切片；麻黃洗淨，煎汁去渣；在鍋內放少許油，燒熱後放入豬肉片，煸炒片刻；加入陳皮、藥汁及少量清水煮熟，再放入鹽調味即可。

特別推薦　菊花桔梗雪梨湯

材料：甘菊5朵，桔梗5克，雪梨1個，冰糖5克

做法：甘菊、桔梗洗淨，放入鍋中，注入1200毫升水煮10分鐘，去渣留汁；加冰糖攪至全部溶掉，盛出；雪梨洗淨削皮，梨肉切丁，加入已涼的甘菊水即可。

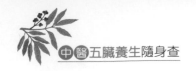

肺部疾病對症調養速查

慢性支氣管炎

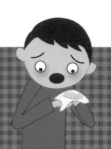

慢性支氣管炎是氣管、支氣管黏膜及其周圍組織的慢性非特異性炎症，臨床主要症狀為咳嗽、咳痰、喘息或氣急。

◎ **對症藥材**

杏仁、百合、知母、枇杷葉、丹參、川芎、黃芪

◎ **對症食材**

豬肺、花生、紅糖、銀耳、柚子、栗子、雪梨

● **對症食療**

| 排骨 | 南、北杏 | 無花果 | 豬肺 | 杏仁 | 黑棗 |

 特別推薦

南北杏無花果煲排骨

材料：排骨200克，南、北杏各10克，無花果適量，鹽3克，雞粉4克

做法：排骨洗淨，斬塊，汆去血水；南、北杏與無花果洗淨；鍋中加適量水燒沸，放入排骨、無花果和南、北杏，用大火煮沸後改小火煲2小時，加鹽、雞粉調味即可。

 特別推薦

杏仁豬肺湯

材料：豬肺750克，杏仁20克，黑棗5粒，鹽、食用油各適量

做法：豬肺注水、擠壓多次，直至豬肺變白，切塊，汆燙；起油鍋，將豬肺爆炒5分鐘；將2000毫升水煮沸後加入所有材料，煲3小時，加鹽調味即可。

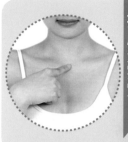

按摩天突穴

取穴方法： 位於頸部，當前正中線上，胸骨上窩中央。

按摩方法： 醫者右手食指與中指併攏，其餘三指彎曲握拳，兩指指尖放於天突穴處，以環形按揉50次，力度輕柔，速度適中。

功效： 可宣肺氣、消痰止咳、平喘，用於肺炎患者。

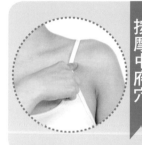

按摩中府穴

取穴方法： 位於胸前正中線，旁開6寸，平第1肋間隙。

按摩方法： 取仰臥位，醫者用左（右）手拇指指腹放在兩側中府穴上，適當用力按揉1分鐘，以酸脹為佳。

功效： 肅降肺氣、和胃利水、止咳平喘，適用於氣管炎、支氣管哮喘、肺炎等患者。

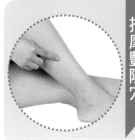

按摩豐隆穴

取穴方法： 位於小腿部，在外踝尖上8寸處。

按摩方法： 醫者伸出大拇指放於患者豐隆穴上，其餘四指半握附於腿部上，揉按3～5分鐘，以局部有酸痛感為宜。

功效： 豐隆穴也稱化痰穴，是專門化痰的，常按摩可改善咳嗽痰多等痰飲病症。

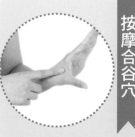

按摩合谷穴

取穴方法： 位於第1、2掌骨間，第2掌骨橈側中點處。

按摩方法： 取仰臥位，醫者手掌輕握拳，用大拇指指腹垂直按壓合谷，有酸脹痛感，左右各按壓2～3分鐘。

功效： 鎮靜止痛、通經活絡、清熱解表，適用於肺氣腫患者。

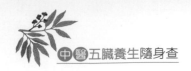

肺部調養特效穴位速查

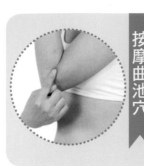

按摩曲池穴

取穴方法：位於肘橫紋外側端，屈肘，當尺澤與肱骨外上髁連線中點。

按摩方法：用一手輕握另一手肘下，彎曲大拇指，以指腹垂直按壓曲池，有酸痛感，先左後右，各按壓1～3分鐘。

功效：清熱解毒、消腫止痛，適用於肺氣腫患者。

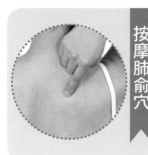

按摩肺俞穴

取穴方法：位於背部，當第3胸椎棘突下，後正中線旁開1.5寸。

按摩方法：取俯臥位或背坐，醫者將食指緊併於中指手指前端，放於肺俞穴上，以環形按揉3分鐘。

功效：解表宣肺、清熱理氣，適用於肺氣不舒之咳喘、急慢性肺炎等。

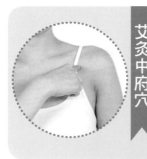

艾灸中府穴

取穴方法：位於鎖骨外端下方，雲門穴直下1寸，距前正中線6寸處。

艾灸方法：患者取仰臥位，醫者找到一側中府穴，用艾條溫和灸法灸治10～15分鐘。對側以同樣方法操作。

功效：止咳平喘、清瀉肺熱，適用於肺炎患者。

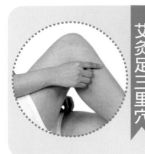

艾灸足三里穴

取穴方法：位於小腿前外側，當犢鼻下3寸，距脛骨前緣一橫指（中指）。

艾灸方法：取一側足三里穴，用艾條溫和灸法灸治10～15分鐘。對側以同樣的方法操作。

功效：提高免疫力、補中益氣，用於支氣管炎患者。

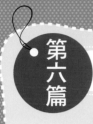

第六篇

腎臟自我調養隨身查

　　《黃帝內經》中記載：「腎者，作強之官，伎巧出焉。」「作」通「祚」，祚強，指國祚強盛、源遠流長。「伎」通「技」，技巧，指推陳出新。因此，意為：腎者，乃是掌管國運命脈，使國祚昌盛，源遠流長，推陳出新的器官。中醫認為，腎為先天之本，是人體生命活動的原動力。腎主藏精，腎的精氣盛衰，關係到生殖和生長發育的能力。腎足則人體健康、延年益壽；腎虛，則百病叢生、短命早衰。也就是說，養腎是我們身體健康的根本。您可參考本篇內容，調整飲食，通過食物和按摩來調養、保護腎臟。

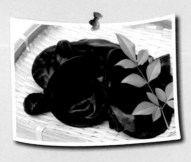
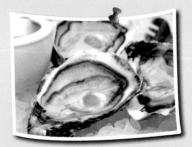

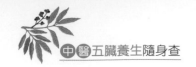

 腎臟調養飲食原則速查

常吃黑色食物

中醫理論有「五色歸五臟」的說法，黑色對應人體的腎臟，也就是說，黑色食物或藥物對腎臟具有很好的滋補作用。日常生活中，我們經常接觸到的黑色食物有黑豆、黑米、黑芝麻、黑棗和黑蕎麥等。黑豆被古人譽為「腎之穀」，具有補腎強身、活血利水的功效，特別適合腎虛患者；黑芝麻有補肝腎的作用。此外，李子、烏雞、烏梅、紫菜、板栗、海參、香菇、海帶、黑葡萄等，都是補腎的食物。

多吃護腰食物

對男性來說，護腰就是保護男性的根本。護腰首先要調整生活方式，注意預防腎臟虧虛，比如不能熬夜、避免久坐；其次，要注意合理飲食。男性可根據自己的體質狀況，選擇一些護腰補腎的食物，如海參、墨魚、雪蛤、泥鰍等。

少食高鹽食物

中醫理論認為，鹹入腎，很多滋補腎臟的中藥都採用淡鹽水來炮製加工，這樣既能引藥入腎、增強療效，又能緩解藥物辛燥之性、增強滋陰降火功效。但是，鹹味太過反而會傷腎，不利於助陽，會使腎臟分泌的腎素增加，啟動體內的血管緊張素，還會引起血壓升高。所以，日常生活中鹹味偏重的食物要少吃或者不吃，如醃製的醬料、醬菜、鹹菜、鹹肉等；鹹味濃的速食，如漢堡、油炸薯條等。

清淡飲食

清淡飲食有利於保護腎臟。清淡飲食並非沒有味道，蔬菜本身的辣酸甜味能刺激舌的味蕾，增進食欲，如蕃茄炒蛋、蕃茄花菜、肉絲炒柿椒、清蒸茄子等；還可利用蘑菇、蝦米、紫菜、香菜本身的天然香味，烹煮食物或作為添加劑，以改善食物的味道。

生活中的「傷腎」因素速查

驚恐傷腎

中醫認為「恐」為腎之志，長期恐懼或突然意外驚恐，皆能導致腎氣受損。腎主藏精，為生氣之原。因此，無論任何原因的恐懼，都屬於腎的病變。過於恐怖，則腎氣不固，氣陷於下，可出現二便失禁，遺精，肢冷等症；故《素問》裡說：「恐則氣下」。恐懼傷腎，精氣不能上奉，則心肺失其濡養，水火升降不交，可見胸滿腹脹，心神不安，夜裡不能睡眠等症狀。所以《靈樞》裡說：「腎氣虛則厥，實則脹，五藏不安」。

長時間站立傷腎

《黃帝內經 素問》中提出：「久立傷骨」。人如果長時間站立不動，會引起腰痛、腿軟等。如果長久站立，很容易發生下肢靜脈曲張或導致某些骨骼關節發育畸形，特別是老年人，氣血運行本來已經減弱，若再久立不動，更容易傷腎損骨。

憋尿傷腎

腎與膀胱相表裡，長時間憋尿，將尿液憋在膀胱首先會傷腎。腎是先天之本，腎氣受損，會影響其他臟器的功能。使人精力不集中、工作效率下降，伴有煩躁、焦慮、易怒。憋尿會使交感神經興奮，導致血壓升高，可能誘發出血性腦卒中。正常排尿不僅能排出身體內的代謝產物，對泌尿系統還有自淨作用。憋尿不僅會影響膀胱功能，造成尿路感染，還會出現尿頻、血尿、解尿困難、尿灼熱、下腹不適或疼痛等症狀。

吃海鮮、喝啤酒傷腎

很多人認為，海鮮、啤酒一起食用非常爽口、美味，其實，這種吃法對腎臟非常不利。大量的高蛋白飲食會產生過多的尿酸和尿素氮，加重腎臟排泄負擔，而大量飲酒容易導致高尿酸血症，這些習慣同時會引起高血脂等代謝疾病，引發腎臟疾病。

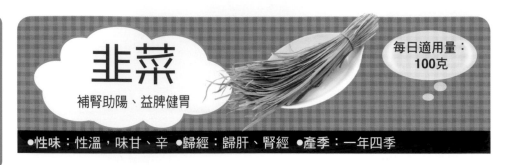

韭菜

補腎助陽、益脾健胃

每日適用量：100克

●性味：性溫，味甘、辛 ●歸經：歸肝、腎經 ●產季：一年四季

中醫認為，韭菜生食活血、散血，熟食可和中下氣、補腎益陽、健胃提神、調和臟腑、理氣降逆、暖胃除濕、解毒。韭菜子更為壯陽的最佳選擇，因其主入腎經，性善下行，尤其適用於以腰膝、腿足關節疼痛屬寒濕者。韭菜含有性興奮劑，能興奮性器官，在藥典上有「起陽草」之稱。

● 應用指南

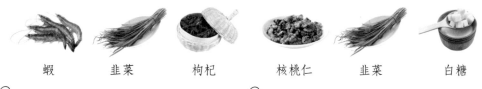

| 蝦 | 韭菜 | 枸杞 | 核桃仁 | 韭菜 | 白糖 |

 特別推薦 **枸杞韭菜炒蝦仁**

材料：蝦200克，韭菜100克，枸杞10克，鹽5克，雞粉3克，料酒、澱粉各適量

做法：蝦去殼洗淨，去蝦線，加調味料醃漬；韭菜洗淨，切段；枸杞洗淨，泡發；油鍋燒熱，下入蝦仁、韭菜、枸杞，炒至熟，調入鹽和雞粉即可。

 特別推薦 **核桃仁拌韭菜**

材料：核桃仁300克，韭菜100克，白糖10克，白醋3毫升，鹽5克，芝麻油8毫升，食用油適量

做法：韭菜洗淨，焯熟，切段；油鍋燒熱，下核桃仁炸成淺黃色撈出；在碗中放入韭菜、白糖、白醋、鹽、芝麻油拌勻，和核桃仁一起裝盤即成。

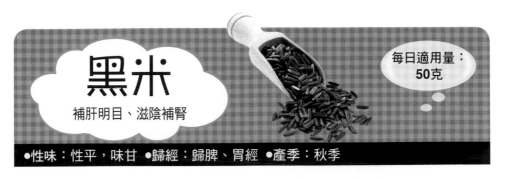

黑米

補肝明目、滋陰補腎

每日適用量：
50克

●性味：性平，味甘 ●歸經：歸脾、胃經 ●產季：秋季

　　黑米在古代是專供皇宮貴族的「貢米」，其色澤烏黑，營養價值非常高，有多種藥用價值，具有健脾開胃、補肝明目、滋陰補腎、益氣強身、養精固腎的功效，是抗衰美容、防病強身的滋補佳品。如果用黑米和紅棗一同煮粥，更是味美甜香，被人們稱之為「黑紅雙絕」。

● 應用指南

黑米　　　　桂圓肉　　　　蓮子　　　　　黑米　　　　紅豆　　　　茉莉花

 特別推薦 蓮子黑米粥

材料：黑米50克，桂圓肉40克，蓮子25克，韭菜子10克，紅棗5顆，白糖適量

做法：蓮子洗淨去心，黑米洗淨泡發，紅棗、韭菜子洗淨；砂鍋倒入黑米，加水煮滾後放進蓮子、紅棗、桂圓肉、韭菜子，續煮40分鐘，加入白糖調味即可。

 特別推薦 黑米紅豆茉莉粥

材料：黑米50克，紅豆30克，茉莉花適量，蓮子、花生仁各20克，白糖5克

做法：黑米、紅豆泡發洗淨；蓮子、花生仁、茉莉花洗淨；鍋置火上，加水、黑米、紅豆、蓮子、花生仁煮開，加入茉莉花同煮至濃稠狀，調入白糖拌勻即可。

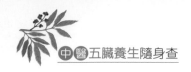
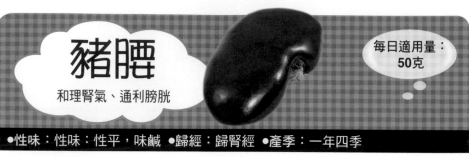

豬腰

和理腎氣、通利膀胱

每日適用量：
50克

●性味：性平，味鹹　●歸經：歸腎經　●產季：一年四季

《名醫別錄》記載，豬腎「和理腎氣，通利膀胱」。現代研究認為，豬腎含有蛋白質、脂肪、碳水化合物、鈣、磷、鐵和維生素等，有補腎氣、通膀胱、利水的功效，適用於腎虛腰痛、遺精盜汗、產後虛羸、身面水腫等症。中醫學理論有「以臟養臟」之學說，即常吃動物的什麼臟器就可以滋補人的同種臟器。

● 應用指南

豬腰

核桃仁

杜仲

韭菜子

豬腰

田七

特別推薦 核桃杜仲豬腰湯

材料：豬腰50克，核桃仁50克，杜仲10克，鹽3克

做法：豬腰洗淨切塊，杜仲洗淨；將核桃、杜仲放入燉盅中，再放入豬腰，加入清水，將燉盅放置燉鍋中，燉90分鐘，加鹽調味即可。

特別推薦 韭菜子豬腰湯

材料：韭菜子100克，豬腰50克，田七5克，蔥、薑、鹽、雞粉、米醋、食用油各適量

做法：豬腰洗淨、切片，汆水；韭菜子、田七洗淨；油鍋燒熱，將蔥段、薑片爆香，加水，調入鹽、雞粉、米醋，下豬腰、韭菜、田七，小火煲至熟即可。

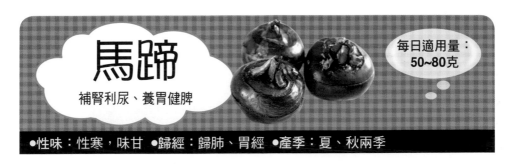

馬蹄

補腎利尿、養胃健脾

每日適用量：
50~80克

●性味：性寒，味甘　●歸經：歸肺、胃經　●產季：夏、秋兩季

　　馬蹄含有蛋白質、碳水化合物、脂肪，及多種維生素和鈣、磷、鐵等礦物質，與栗子相似，有「地下板栗」之稱。馬蹄具有養胃健脾、補腎強腰、清熱解毒、消食除脹的功效。此外，馬蹄還含有碳水化合物，能供給人體較多的熱能，提高人體抗寒能力，同時還是抗衰老、延年益壽的滋補佳品。

● 應用指南

龍骨　　　馬蹄　　　胡蘿蔔　　　冰糖　　　銀耳　　　馬蹄

特別推薦 **胡蘿蔔馬蹄煲龍骨**

材料：龍骨300克，馬蹄、胡蘿蔔各80克，薑、鹽、胡椒粉、料酒、高湯各適量

做法：胡蘿蔔洗淨、切塊，龍骨斬段，馬蹄洗淨；鍋中注水燒開，放入龍骨焯去血水，撈出。將高湯倒入煲中，加入所有材料煲1小時，調入鹽、胡椒粉即可。

特別推薦 **銀耳馬蹄糖水**

材料：銀耳150克，馬蹄12粒，枸杞少許，冰糖20克

做法：將銀耳放入冷水中泡發後，洗淨；鍋中注入適量清水燒開，下入銀耳、馬蹄，煲30分鐘，加入枸杞，下入冰糖燒至溶化即可。

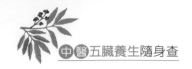
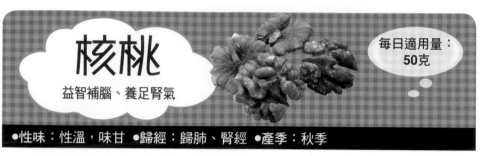

核桃

益智補腦、養足腎氣

每日適用量：
50克

●性味：性溫，味甘　●歸經：歸肺、腎經　●產季：秋季

核桃富含蛋白質、脂肪、膳食纖維、鉀、鈉、鈣、鐵、磷等人體必需的營養元素，具有滋補肝腎、強健筋骨等功效。核桃油中油酸、亞油酸等不飽和脂肪酸高於橄欖油，飽和脂肪酸含量極微，是預防動脈硬化、冠心病的優質食用油。核桃能潤肌膚、烏鬚髮，並有潤肺強腎、降低血脂的功效，長期食用還對癌症具有一定的預防效果。

● 應用指南

牛肉　　　　核桃　　　　腰果　　　　　烏雞肉　　　核桃　　　　大米

特別推薦 **腰果核桃牛肉湯**

材料：牛肉200克，核桃、腰果各50克，蔥花8克，鹽6克，雞粉2克

做法：牛肉洗淨，切塊，汆水；核桃、腰果洗淨；湯鍋上火倒入水，下入牛肉、核桃、腰果，調入鹽、雞粉，煲至熟，撒入蔥花即可。

特別推薦 **核桃烏雞粥**

材料：烏雞肉100克，核桃50克，大米40克，枸杞10克，薑末、蔥花各10克，鮮湯、鹽少許，食用油適量

做法：核桃去殼，取肉；大米、枸杞洗淨；烏雞肉洗淨，切塊；油鍋燒熱，加薑末、烏雞肉略炒，倒入鮮湯，加大米、核桃肉、枸杞煮熟，加鹽調味，撒上蔥花即可。

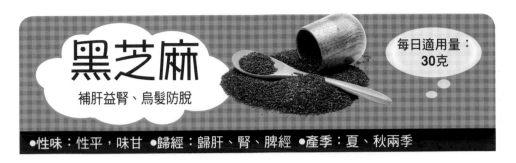

黑芝麻
補肝益腎、烏髮防脫

每日適用量：30克

●性味：性平，味甘 ●歸經：歸肝、腎、脾經 ●產季：夏、秋兩季

　　黑芝麻含有大量的脂肪和蛋白質，還有碳水化合物、維生素A、維生素E、卵磷脂、鈣、鐵、鉻等營養成分。芝麻具有潤腸、通乳、補肝、益腎、養髮、強身體、抗衰老等功效。芝麻對於肝腎不足所致的視物不清、腰酸腿軟、耳鳴耳聾、髮枯髮落、眩暈、眼花、頭髮早白等症療效顯著。

● 應用指南

烏骨雞　　　黑芝麻　　　紅棗　　　　山藥　　　何首烏　　　黑芝麻

特別推薦 **芝麻烏骨雞湯**

材料：烏骨雞300克，黑芝麻30克，紅棗4粒，鹽適量

做法：烏骨雞洗淨、切塊，汆去血汙後撈起備用；紅棗洗淨。將烏骨雞、紅棗加黑芝麻和水，以小火煲約2小時，再加鹽調味即可。

特別推薦 **黑芝麻山藥糊**

材料：山藥、何首烏各50克，黑芝麻30克，白糖適量

做法：將黑芝麻、山藥、何首烏洗淨，瀝乾，炒熟，研成細粉，盛入碗內，加入開水和勻（可根據個人口味，調成黏狀或是稍微稀一點的糊狀），最後調入白糖，和勻即可。

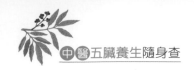

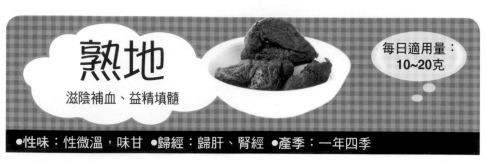

熟地

滋陰補血、益精填髓

每日適用量：
10～20克

●性味：性微溫，味甘 ●歸經：歸肝、腎經 ●產季：一年四季

　　熟地為生地加上黃酒拌蒸或直接蒸至黑潤而成，含有梓醇、地黃素、甘露醇、維生素A類物質、碳水化合物及氨基酸等成分，是補血益精的聖品。熟地黃具有補血滋潤、益精填髓的功效，主治血虛萎黃、眩暈心悸、月經不調、血崩不止、肝腎陰虧、遺精陽痿、不育不孕、腰膝酸軟等。臨床用於治療慢性腎炎，有很好的療效。

● 應用指南

羊肉　　　洋蔥　　　熟地　　　　烏雞腿　　熟地　　　淮山

 特別推薦 熟地羊肉當歸湯

材料：羊肉200克，洋蔥50克，熟地15克，當歸10克，香菜3克，鹽5克

做法：羊肉洗淨，切片；洋蔥洗淨，切塊；湯鍋上火倒入水，下入羊肉、洋蔥，調入鹽、熟地、當歸，煲至熟，最後撒入香菜即可。

 特別推薦 腎氣烏雞湯

材料：烏雞腿1支，熟地20克，淮山15克，山茱萸、丹皮、茯苓、澤瀉、桔梗各10克，車前子、牛膝各8克，附子5克，鹽少許

做法：將烏雞腿洗淨剁塊，汆去血水；全部藥材洗淨；所有材料放入鍋中，加適量水煮沸，轉小火煮40分鐘即可。

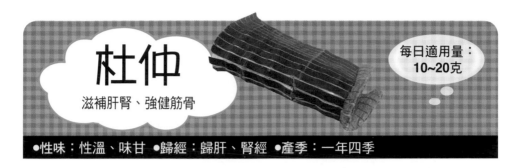

杜仲

滋補肝腎、強健筋骨

每日適用量：
10~20克

●性味：性溫、味甘 ●歸經：歸肝、腎經 ●產季：一年四季

杜仲為杜仲科落葉喬木植物杜仲的樹皮，富含木脂素、維生素C及杜仲膠、杜仲醇等，被稱為「植物黃金」，具有降血壓、補肝腎、強筋骨、安胎等功效，可用於治療腰脊酸痛、足膝痿弱、小便餘瀝、陰下濕癢、筋骨無力、妊娠漏血、胎漏欲墮、胎動不安、高血壓病等。

● 應用指南

豬尾　　杜仲　　　龜板　　　羊肉　　白蘿蔔　　杜仲

 特別推薦 **龜板杜仲豬尾湯**

材料：豬尾300克，炒杜仲15克，龜板10克，鹽2小匙

做法：豬尾剁段洗淨，汆燙撈起，再沖淨1次；龜板、炒杜仲沖淨。將上述材料盛入燉鍋，加六碗水以大火煮開，轉小火燉40分鐘，加鹽調味即可。

 特別推薦 **杜仲羊肉蘿蔔湯**

材料：羊肉200克，白蘿蔔50克，杜仲15克，薑片、羊骨湯、鹽、雞粉、料酒、胡椒粉、辣椒油各適量

做法：羊肉切塊，汆水；白蘿蔔洗淨，切塊；羊骨湯、所有食材、杜仲、調料下鍋燉1小時，加鹽、雞粉、辣椒油即可。

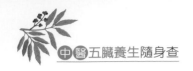

特效食材、藥材速查

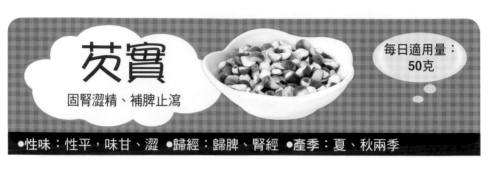

芡實

固腎澀精、補脾止瀉

每日適用量：
50克

●性味：性平，味甘、澀 ●歸經：歸脾、腎經 ●產季：夏、秋兩季

　　芡實為睡蓮科植物芡的成熟種仁，是常用的收斂性強壯藥。《本草從新》記載，芡實「補脾固腎，助氣澀精。治夢遺滑精，解暑熱酒毒，療帶濁泄瀉，小便不禁」，可治遺精、帶下、小便不禁、大便泄瀉等症。另外，它不僅能益精氣，強志，令耳目聰明，還能解暑熱酒毒。

● 應用指南

豬小腸　　芡實　　薏米　　　甲魚　　芡實　　枸杞

特別推薦 芡實蓮子薏米湯

材料：豬小腸250克，芡實、薏米各50克，茯苓、淮山各25克，乾品蓮子10克，鹽1小匙，米酒15克

做法：豬小腸處理後剪段；藥材洗淨，與小腸一起入鍋，加適量水煮沸，再用小火燉約30分鐘，快熟時加鹽調味，淋米酒即可。

特別推薦 甲魚芡實湯

材料：甲魚300克，芡實10克，枸杞5克，紅棗4顆，薑片2克，鹽6克

做法：甲魚洗淨，斬塊，汆水；芡實、枸杞、紅棗洗淨備用；淨鍋上火倒入水，放入鹽、薑片，下入甲魚、芡實、枸杞、紅棗，煲至熟即可。

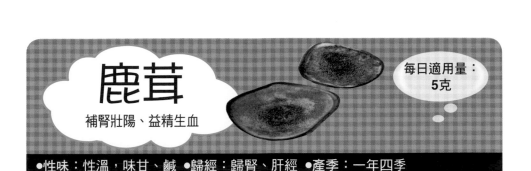

鹿茸

補腎壯陽、益精生血

每日適用量：5克

●性味：性溫，味甘、鹹 ●歸經：歸腎、肝經 ●產季：一年四季

　　鹿茸是指梅花鹿或馬鹿的雄鹿未骨化而帶茸毛的幼角，它是一種貴重的中藥，常被用作滋補強壯劑來調養身體。鹿茸有補腎壯陽、益精生血、強筋壯骨的功效，適用於腎陽不足、精血虛虧、陽痿早洩、宮寒不孕、頭暈耳鳴、腰膝酸軟、四肢冷、神疲體倦、肝腎不足等。

● 應用指南

鵪鶉　　　枸杞　　　紅棗　　　　雞　　　瘦肉　　　黃芪

特別推薦 茸杞紅棗鵪鶉湯

材料：鵪鶉2隻，枸杞30克，紅棗5顆，鹿茸3克，鹽適量

做法：鹿茸、枸杞洗淨；紅棗浸軟、洗淨、去核；鵪鶉宰殺，去毛及內臟，洗淨斬大件，汆水。將全部材料放入燉盅，加適量清水，隔水以小火燉2小時，加鹽調味即可。

特別推薦 鹿芪煲雞湯

材料：雞500克，瘦肉300克，黃芪20克，鹿茸5克，薑片、鹽各5克，雞粉3克

材料：鹿茸片、黃芪洗淨；瘦肉切塊；雞洗淨斬塊，汆水後撈出；鍋內注水，下入備好的材料，大火煮沸後，改文火煲3小時，調入鹽、雞粉即可。

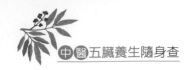

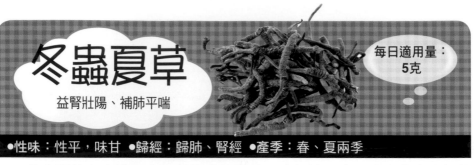

冬蟲夏草

益腎壯陽、補肺平喘

每日適用量：
5克

●性味：性平，味甘　●歸經：歸肺、腎經　●產季：春、夏兩季

冬蟲夏草由蟲體與蟲頭部長出的真菌子座相連而成，含有豐富的氨基酸，如天冬氨酸、蘇氨酸、絲氨酸、谷氨酸、脯氨酸等，是一種傳統的名貴滋補中藥材，是補虛佳品。冬蟲夏草具有益腎壯陽、補肺平喘、止血化痰的功效，適用於腎虛腰痛、陽痿遺精等症。現代臨床還用於腎衰竭、性功能低下等病的治療。

● 應用指南

甲魚　　　　冬蟲夏草　　紅棗　　　　　鴨　　　　冬蟲夏草　　薑片

特別推薦　蟲草紅棗燉甲魚

材料：甲魚1隻，冬蟲夏草5枚，紅棗10顆，紫蘇10克，蔥、薑、料酒、鹽各適量

做法：甲魚洗淨切塊；冬蟲夏草、紅棗、紫蘇分別洗淨。將甲魚放入砂鍋中，放入蟲草、紫蘇、紅棗，加料酒、鹽、蔥段、薑片，燉2小時即成。

特別推薦　蟲草燉雄鴨

材料：雄鴨1隻，冬蟲夏草5枚，薑、蔥、陳皮末、胡椒粉、鹽、雞粉各適量

做法：冬蟲夏草用溫水洗淨；鴨洗淨斬塊，焯去血水。將鴨塊與蟲草入鍋用大火煮開，改小火燉軟後，加入薑片、蔥花、陳皮末、胡椒粉、鹽、雞粉，調味即可。

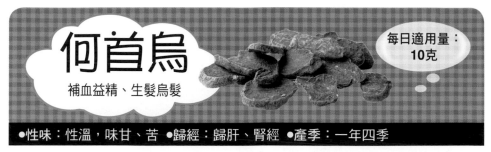

何首烏

補血益精、生髮烏髮

每日適用量：10克

●性味：性溫，味甘、苦 ●歸經：歸肝、腎經 ●產季：一年四季

何首烏為蓼科何首烏的塊根，於秋冬兩季時採挖。何首烏中有大黃酚、大黃素、大黃酸、大黃素甲醚、卵磷脂等成分，是抗老護髮的滋補佳品。何首烏有補肝益腎、養血祛風的功效，常用來治肝腎陰虧、鬚髮早白、血虛頭暈、腰膝軟弱、筋骨酸痛、遺精、崩漏等。經黑豆、黃酒拌蒸熟製成的何首烏長於補血，最能滋補強壯。

● 應用指南

豬肝	何首烏	黃精	何首烏	澤瀉	丹參

特別推薦

首烏黃精肝片湯

材料：豬肝200克，何首烏10克，黃精5克，胡蘿蔔1根，鮑魚菇6片，蔥1根，薑1小塊，蒜薹2～3根，鹽適量

做法：材料洗淨，胡蘿蔔切塊，豬肝切片，汆水；蒜薹、蔥切段。將所有食材放入何首烏、黃精煎成的藥汁裡，加鹽煮熟即可。

特別推薦

何首烏茶

材料：何首烏、澤瀉、丹參、綠茶各適量

做法：將何首烏、澤瀉、丹參分別洗淨，一起放入鍋裡，加適量清水煎煮15分鐘，濾去渣後即可飲用。

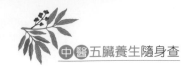

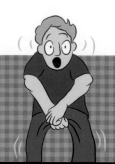

急性腎小球腎炎

急性腎小球腎炎簡稱急性腎炎，是以急性腎炎綜合症為主要臨床表現的一組疾病，臨床主要症狀為尿異常、水腫、高血壓、腎功能異常等。

◎ **對症藥材**

茯苓、淮山、澤瀉、玉米鬚、車前子、金錢草、白茅根等

◎ **對症食材**

蓮子、馬鈴薯、木耳菜、銀耳、南瓜、萵筍、芋頭、小麥、蕃茄、胡蘿蔔等

● **對症食療**

大米　　　雪梨　　　蓮藕　　　　大米　　　薏米　　　山藥

 特別推薦　梨藕粥

材料：水發大米150克，雪梨、蓮藕各100克，水發薏米80克

做法：蓮藕洗淨，去皮切丁；雪梨洗淨，去皮、去核，切塊；鍋中注水燒開，倒入大米、薏米，煮沸後用小火煮30分鐘，倒入蓮藕、雪梨拌勻，用小火煮15分鐘，攪拌片刻即可。

 特別推薦　薏米山藥飯

材料：水發大米200克，水發薏米150克，山藥100克

做法：山藥洗淨，去皮切丁；砂鍋中注水燒開，倒入洗好的大米、薏米，放入山藥，煮開後用小火煮30分鐘至食材熟透即可。

慢性腎小球腎炎

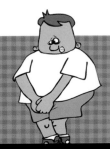

簡稱慢性腎炎，病因尚不能十分確定，臨床主要表現為蛋白尿、血尿高血壓、水腫等。

◎ **對症藥材**

海金沙、茯苓、豬苓、木通、澤瀉、石韋、玉米鬚、車前子等

◎ **對症食材**

藕粉、蘿蔔、黃瓜、西瓜、牛奶、雞蛋、鴨肉、魚肉、新鮮的蔬菜和水果等

● 對症食療

菠菜	胡蘿蔔	蒜末	雪梨	黃瓜	芹菜

 ## 胡蘿蔔炒菠菜

材料：菠菜180克，胡蘿蔔90克，蒜末少許，鹽3克，雞粉2克，食用油適量

做法：胡蘿蔔洗淨去皮切絲，汆水；菠菜洗淨去根，切段；起油鍋，放入蒜末，爆香，倒入菠菜，炒至變軟，放入胡蘿蔔絲炒勻，加入鹽、雞粉，炒勻即成。

 ## 黃瓜芹菜雪梨汁

材料：雪梨120克，黃瓜100克，芹菜60克

做法：雪梨洗淨去核去皮，切塊；黃瓜洗淨，切丁；芹菜洗淨，切段；取榨汁機，倒入切好的材料，注入適量礦泉水，選擇「榨汁」功能，攪拌片刻至材料榨出汁水，倒出即成。

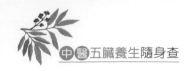

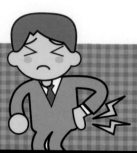

腎臟疾病對症調養速查

高血壓腎病

高血壓腎病系原發性高血壓引起的良性小動脈腎硬化和惡性小動脈腎硬化，並伴有相應臨床表現的疾病。

◎ 對症藥材

杜仲、鉤藤、夏枯草、獨活、知母、梔子、決明子、黃芩、地骨皮等

◎ 對症食材

海帶、萵筍、牛奶、酸牛奶、蝦皮、葡萄乾、馬鈴薯、紅棗、山楂、桃、橘子等

● 對症食療

冬瓜　　　紅豆　　　鹽　　　　葡萄　　　芹菜　　　蜂蜜

特別推薦　冬瓜紅豆湯

材料：冬瓜300克，水發紅豆180克，鹽3克

做法：冬瓜洗淨去皮，切丁；砂鍋中注水燒開，倒入紅豆，燒開後轉小火燉30分鐘，放入冬瓜丁，用小火再燉20分鐘，放入少許鹽，拌勻即成。

特別推薦　葡萄芹菜汁

材料：葡萄100克，芹菜90克，蜂蜜20毫升

做法：芹菜洗淨，切粒，取榨汁機，倒入洗淨的葡萄，加入芹菜粒，再倒入適量礦泉水，榨取葡萄芹菜汁，放入適量蜂蜜，攪拌均勻即可。

腎結石

指發生於腎盂及腎盂與輸尿管連接部的結石，發作時可出現腎絞痛，為突然發作的陣發性刀割樣疼痛，疼痛劇烈難忍。

◎ 對症藥材

金錢草、車前卓、夏枯草、白茅根、石韋、雞內金等

◎ 對症食材

香瓜、南瓜、西瓜、竹筍、香菇、白菜、包心菜、荷葉、海帶、板栗等

● 對症食療

| 大米 | 紅豆 | 茅根 | 馬蹄 | 茅根 | 白糖 |

特別推薦　茅根紅豆粥

材料：水發大米150克，水發紅豆90克，茅根50克，白糖25克

做法：砂鍋注水燒開，放入洗淨的茅根、洗好的紅豆，煮15分鐘，取出茅根，倒入洗淨的大米，用小火煮至食材熟透，放入白糖，攪拌至白糖溶化即可。

特別推薦　馬蹄茅根茶

材料：馬蹄、鮮茅根各100克，白糖少許

做法：鮮馬蹄、鮮茅根分別洗淨、切碎；鍋置火上，注入適量清水，以大火燒沸，將鮮馬蹄、鮮茅根一起入沸水煮20分鐘左右，去渣，加白糖攪勻即可。

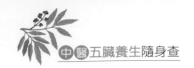

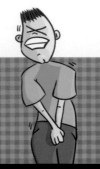

腎臟疾病對症調養速查

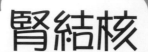

腎結核

在泌尿系結核中，腎結核是最為常見、最先發生的，其臨床表現與病變侵犯的部位及組織損害的程度有所不同，尿液中可找到結核桿菌。

◎ **對症藥材**

冬蟲夏草、積雪草、白芨、雞骨草、遠志、白果等

◎ **對症食材**

山藥、梨、薺菜、蕃茄、蓮藕、黃瓜、馬鈴薯、萵筍等

● 對症食療

扁豆　　　　蕃茄　　　　蒜末　　　　　瘦肉　　　　黨參　　　　麥冬

 特別推薦 **蕃茄炒扁豆**

材料：扁豆100克，蕃茄90克，蒜末、蔥段、鹽、雞粉、料酒、食用油各適量

做法：蕃茄切塊，扁豆汆水；起油鍋，放蒜、蔥爆香，倒入蕃茄，至炒出汁水，放入扁豆，淋入料酒，炒勻，注水，翻勻，加鹽、雞粉，大火收濃汁水即成。

 特別推薦 **黨參麥冬瘦肉湯**

材料：瘦肉300克，黨參15克，麥冬10克，山藥、生薑各適量，鹽4克，雞粉3克

做法：瘦肉洗淨，切塊，汆水；黨參、麥冬洗淨；山藥去皮，切片。鍋中注水燒沸，放入瘦肉、黨參、麥冬、山藥、生薑燉熟，加入鹽和雞粉，拌勻即可。

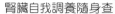
遺精

遺精是指男性在沒有性交的情況下精液自行瀉出的現象。遺精多由腎虛致精關不固，或心腎不交，或濕熱下注所致，或由勞心過度、妄想不遂而致。

◎ **對症藥材**
芡實、龍骨、山茱萸、柏子仁、酸棗仁、朱砂、遠志、合歡皮等

◎ **對症食材**
蓮子、牡蠣、紫菜、羊肉、豬腰、山藥、枸杞、核桃等

● **對症食療**

| 雞蛋 | 蓮子 | 芡實 | 雞內臟 | 菟蔚子 | 蒺藜子 |

特別推薦 **雞蛋湯**

材料：雞蛋1個，蓮子（去心）、芡實、山藥各9克，冰糖適量

做法：芡實、山藥、蓮子分別洗淨，鍋中注入適量清水，加入洗淨的藥材熬成藥湯，加入雞蛋煮熟，湯內再加入冰糖，拌勻即可。

特別推薦 **五子湯**

材料：雞內臟（雞心、雞肝、雞胗）1份，菟蔚子、蒺藜子、覆盆子、車前子、菟絲子各10克，薑絲、蔥絲少許，鹽5克

做法：將雞內臟洗淨，切片；藥材洗淨，裝布袋，放入鍋中，加水煎汁；撈起布袋，放雞內臟、薑絲、蔥絲煮熟，加鹽拌勻即可。

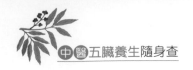
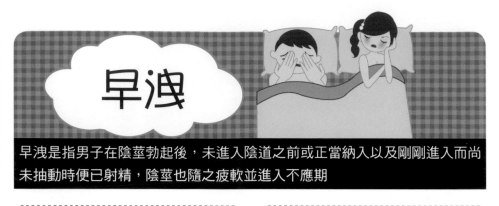

早洩

早洩是指男子在陰莖勃起後，未進入陰道之前或正當納入以及剛剛進入而尚未抽動時便已射精，陰莖也隨之疲軟並進入不應期

◎ **對症藥材**

枸杞、巴戟天、淫羊藿、菟絲子、杜仲、海龍、海馬、桑螵蛸等

◎ **對症食材**

韭菜、牡蠣、羊肉、羊腎、豬腰、羊腰、鹿鞭、牛鞭等

● **對症食療**

| 乳鴿 | 北芪 | 枸杞 | 鴨肉 | 芡實 | 鮮蓮子 |

特別推薦 **枸杞燉乳鴿**

材料：乳鴿200克，北芪30克，枸杞30克，鹽適量

做法：乳鴿宰殺洗淨，斬塊；北芪、枸杞洗淨；將乳鴿與北芪、枸杞同放燉盅內，加適量水，隔水燉熟，加鹽，調味即可。

特別推薦 **芡實鴨湯**

材料：鴨肉1公斤，芡實、鮮蓮子各50克，蒺藜子、龍骨、牡蠣各10克，鹽8克

做法：蒺藜子、龍骨、牡蠣洗淨；鴨肉汆水，撈出洗淨；蓮子、芡實洗淨，瀝乾；中藥材一同放入布袋，所有材料放入鍋中，加水燉40分鐘，加鹽調味即成。

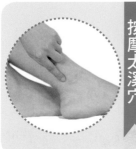

按摩太溪穴

取穴方法：在足內側，內踝尖與跟腱之間的凹陷處。

按摩方法：用拇指從上往下刮按穴位，有脹痛感，力度適中，左右各按刮1～3分鐘。

功效：有壯陽強腰、滋陰益腎的作用，主治遺精、陽痿、小便頻數等。

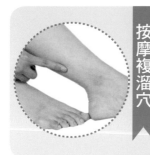

按摩複溜穴

取穴方法：足內踝尖與跟腱後緣之間中點向上三橫指處。

按摩方法：用手指指腹揉按穴位，以產生酸脹感為宜，左右各按揉1～3分鐘。

功效：有補腎益陰、溫陽利水的作用，主治腎炎、尿路感染、白帶過多等。

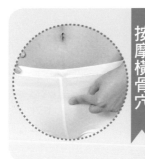

按摩橫骨穴

取穴方法：肚臍下5寸，旁開0.5寸處即是。

按摩方法：用手指指腹輕輕壓揉，力道略輕，做環狀運動，左右各1～3分鐘。

功效：有清熱除燥、益腎助陽的作用，主治陰部痛、遺精、陽痿、遺尿、小便不通、睾丸炎、附件炎等。

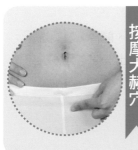

按摩大赫穴

取穴方法：在下腹部，臍中下4寸，前正中線旁開0.5寸。

按摩方法：用手指指腹輕輕壓揉穴位，力道適中，左右各按揉1～3分鐘。

功效：有調經止帶、益腎助陽的作用，主治遺精、陽痿、早洩、膀胱炎等。

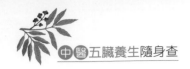
腎臟調養特效穴位速查

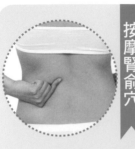

按摩腎俞穴

取穴方法：位於人體腰部，第2腰椎棘突下，左右旁開2指寬處。

按摩方法：俯臥，術者站其側邊，用手掌根部的力度去揉按腎腧穴至潮紅發熱。

功效：能培補腎氣，主治腎臟病、腰肌勞損等症狀

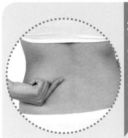

按摩氣海俞穴

取穴方法：在腰部，第3腰椎棘突下，旁開1.5寸。

按摩方法：俯臥，術者雙手大拇指的指腹按壓在此穴上，四指合攏做支撐點，有節奏的一提一壓至潮紅發熱。

功效：生發陽氣，治脘腹脹滿、遺精、陽痿等症狀。

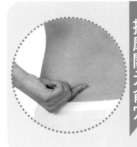

按摩關元俞穴

取穴方法：位於身體骶部，第五腰椎棘突下，左右旁開2指寬處即是。

按摩方法：俯臥，術者站其側邊，用手掌根部的力度去揉按關元俞穴至潮紅發熱。

功效：培補元氣，治腰痛、腹脹、泄瀉等症狀。

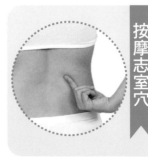

按摩志室穴

取穴方法：在腰部，平第2腰椎棘突下，旁開3寸；或腎俞穴旁開1.5寸處取穴。

按摩方法：將大拇指指尖放在志室穴上，順時針揉按100次，逆時針揉按100次，以局部有酸脹感為宜。

功效：補腎益精，治遺精、小便不利、腎炎等。

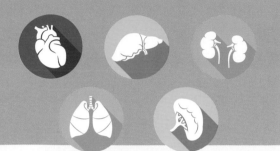

國家圖書館出版品預行編目資料

中醫五臟養生隨身查 / 胡維勤著. -- 初版.
-- 新北市：金塊文化, 2018.09
144 面；17 x 23公分. -- (實用生活；43)
ISBN 978-986-95982-5-5(平裝)
1.中醫 2.養生
413.21　　　107014705

實用生活43

中醫五臟養生隨身查

金塊　文化

作　　　者：胡維勤
發 行 人：王志強
總 編 輯：余素珠
美 術 編 輯：JOHN平面設計工作室

出 版 社：金塊文化事業有限公司
地　　　址：新北市新莊區立信三街35巷2號12樓
電　　　話：02-2276-8940
傳　　　真：02-2276-3425
E - m a i l：nuggetsculture@yahoo.com.tw

匯款銀行：上海商業銀行 新莊分行（總行代號011）
匯款帳號：25102000028053
戶　　　名：金塊文化事業有限公司

總 經 銷：創智文化有限公司
電　　　話：02-22683489
印　　　刷：大亞彩色印刷
初 版 一 刷：2018年9月
定　　　價：新台幣260元／港幣87元

金塊文化